RECVEIL

DES SECRETS,

DE
LOVYSE BOVRGEOIS,
DITE BOVRSIER, SAGE-FEMME
de la Royne Mere du Roy,

*Auquel sont contenues ses plus rares experien-
ces pour diverses Maladies, principalement des Femmes, avec leurs
Embellissemens.*

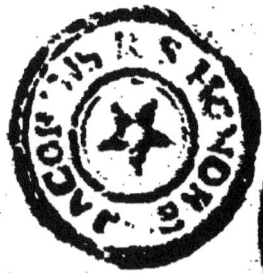

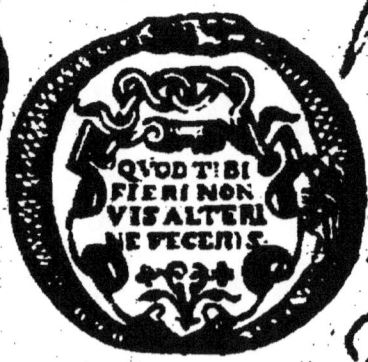

QVOD TIBI
FIERI NON
VIS ALTERI
NE FECERIS.

A PARIS,

Chez MELCHIOR MONDIERE, en la
Cour du Palais, place du Change
aux deux Viperes.

M. DC. XXXV.
Auec Priuilege du Roy.

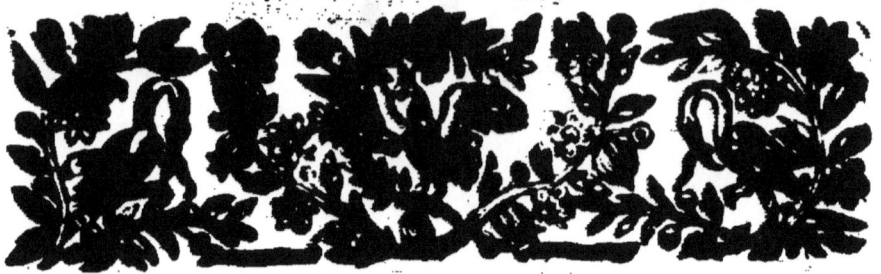

LE LIBRAIRE

AV LECTEVR.

AMy Lecteur, apres
t'auoir cy deuant don-
né a diuers temps, trois
liures des Obseruations de Madame Boursier,
dans lesquels elle fait souuent
mention de certains Secrets,
qu'elle se reseruoit & aux siens:
i'ay creu que ie te ferois vn sin-
gulier plaisir, si ie les pouuois
tirer d'elle, afin de te les commu-
ã ij

niquer auant son deceds. Pour
cest effect ie luy ay plusieurs fois
remonstré, qu'ayant atteint vn
aage, auquel les forces de son
corps ne luy permettent plus de
seruir le public, comme celles de
son esprit peuuent encore faire,
en ne luy desniant ce qu'elle a peu
remarquer par sa longue experience, & par la hantise qu'elle
a eu auec les plus celebres Medecins de l'Europe, estant au
seruice de la Royne Mere du
Roy, en la qualité de sa Sage-
femme Ordinaire. La seule chose qui l'a long temps retenuë a
incliner a mes prieres, estoit la
consideration de sa fille, qui a
embrassé sa profession, a laquel-

le elle craignoit de faire tort. En fin recognoissant qu'elle auoit acquis par son addresse & grand iugement, vne telle reputation, qu'elle estoit doresnauant assez recommandable de soy, sans qu'elle eust besoin de l'estre par les Secrets de sa mere, elle m'a communiqué son manuscript, auquel n'a esté rien changé, sinon l'ordre, qui estoit confus, & qui t'eust apporté de la difficulté a trouuer promptement les remedes que tu eusses desiré; & croy que celuy, auquel il est reduict, te sera agreable, parce qu'il est a plus pres conforme a celuy des practiques de Medecine, en sorte qu'on pourroit mesmes l'appeller, la Practique des Sages-Femmes, s'il contenoit les causes & signes des maladies, desquelles elle te donne seulement les remedes, le surplus n'appartenant qu'aux Medecins : c'est pourquoy il a esté iugé plus a propos de l'intituler, Recueil de plusieurs Secrets pour diverses maladies. C'est le dernier liure que tu doibs attendre d'elle, puis (que ainsi que i'ay dit) son grand aage ne luy permet plus de rien entreprendre, se sentant assez heureuse si tu agrees ceux dont elle t'a fait part insqu'a present : ainsi que ie seray, si tu te contentes du soin que i'ay eu de te les donner tous, les plus corrects, & au meilleur estat qu'il m'a esté possible, & sur tout celuy-cy, auquel, outre les remedes experimentez pour diuerses maladies, principalement des femmes, qui y sont contenus, tu troueras plusieurs autres raretez, pour ce qui concerne les embellissemens, & autres choses curieuses, desquelles i'espere que tu feras d'autant plus de cas, que i'ay eu de peine a les recouurer pour ton vtilité, a laquelle tendent tous mes desseins. A Dieu.

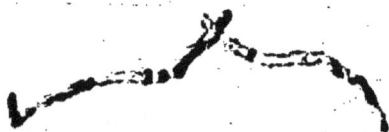

Priuilege du Roy.

LOuys par la grace de Dieu Roy de France & de Nauarre. A nos amez & feaux les gens tenans nos Cours de Parlemens de Paris, Toulouze, Rouen, Bordeaux, Dijon, Aix, Grenobles & Bretaigne, Maiſtres des Requeſtes Ordinaires de noſtre Hoſtel, Baillifs Preuoſts & Seneſchaux deſdits lieux : Et a tous nos autres Officiers Salut noſtre bien amé MELCHIOR MONDIERE, Marchand Libraire en noſtre ville de Paris, nous a faict remonſtrer qu'il a recouuert vn liure intitulé *Recueil des ſecrets de Louyſe Bourgeois dite Bourſier, ſage-Femme de noſtre tres-honnorée Dame & Mere, auquel ſont contenues ſes plus rares experiences pour diuerſes ſortes de maladies, principalement pour les femmes auec leurs embelliſſemens,* lequel il deſiroit imprimer ou faire imprimer, ce qu'il croit ne pouuoir faire ſans noſtre permiſſion, qu'il nous a faict ſupplier luy vouloir accorder. A ces cauſes deſirant l'expoſant n'eſtre fruſtré de ſes labeurs frais & deſpens, luy auons permis de pouuoir imprimer ou faire imprimer ledit liure & le mettre en vente par tout noſtre Royaume & terres de noſtre obeïſſance, en toutes les formes & marges qu'il verra bon eſtre faiſant tres-expreſſes inhibitions, & deffences a tous autres de quelque qualité & condition qu'ils

oient d'imprimer ou faire imprimer vendre &
distribuer ledit liure, sinon de ceux imprimez
par ledit MONDIERE, ou de son consente-
ment pour le temps & espace de dix ansa
compter du iour qu'il aura esté acheué d'imprimer, declarant tous autres exemplaires de
quelques sortes & maniere qu'ils puissent estre
acquis & confisquez audit MONDIERE, qu'il
pourra faire saisir par Officiers de Iustice en
quelques lieux qu'ils puissent estre trouuez,
nonobstant oppositions ou appellations quel-
conques & sans preiudice d'icelles : Voulans
en outre que les contreuenans soient condam-
nez aux dommages & interests dudit MON-
DIERE, & en mil liures d'amende applicable
vn tiers a nous, vn tiers au denonciateur, &
l'autre tiers audit suppliant sans aucune diminution : SI VOVS MANDONS, que
de nostre present Priuilege, & de tout le contenu en iceluy vous faictes & souffriez iouïr ledit suppliant plainement & paisiblement ensemble ceux qui auront droit de luy & a ce
faire souffrir & obeïr contraignez tous ceux
qui pour ce seront a contraindre par toutes
voyes deuës & raisonnables, & par les peines
susdites, nonobstant clameur de Haro. Chatte
Normande prise a partie ny autres lettres a ce
contraires. Et en mettant par ledit suppliant au
commencement ou a la fin dudit liure le contenu
en ces presentes ou l'Extraict d'iceluy, VOV-
LONS qu'il soit tenu pour deuëment signi-

fié : Et a la charge qu'iceluy MONDIERS
sera tenu de mettre deux exemplaires dans
noſtre Bibliotheque, & vn en celle de noſtre
tres-cher & feal Cheualier le ſieur Seguier garde des Sceaux de France, a peine de deſchean-
ce du fruict du preſent Priuilege, & d'autant
que ledit ſuppliant pourra auoir affaire des pre-
ſentes en pluſieurs & diuers endroicts, nous
voulons qu'au vidimus d'icelles faict ſoubs
ſeel Royal ou par l'vn de nos amez & feaux
Conſeillers, Notaires, ou Secretaires foy ſoit
adiouſtée comme au preſent Original : Car tel
eſt noſtre plaiſir. Donné a Paris le ſeizieſme
iour de Septembre l'an de grace mil ſix cens
trente quatre, & de noſtre regne le vingt cin-
quieſme.

Par le Roy en ſon Conſeil,

Signé,   RENOÜARD.

Acheué d'imprimer pour la premiere fois
le dernier iour de Feburier 1635.

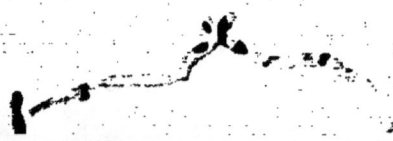

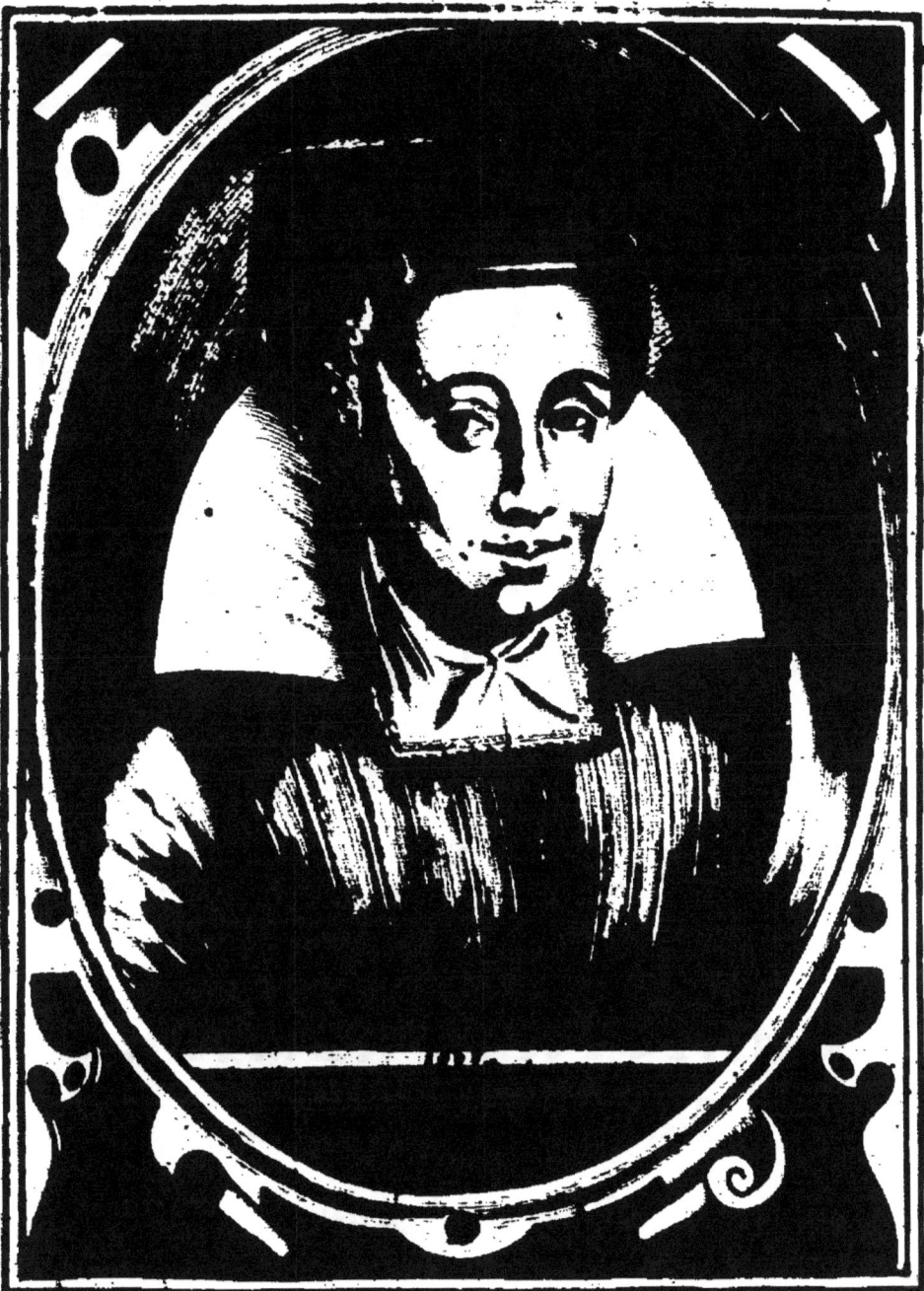

En ce parfait tableau le defaut de peinture
Se congnoist aujourdhuy clairement a nos yeux.
Pource quon ny peut veoir que du corps la figure
Non l'esprit admiré pour chef d'oeuvre des cieux.

S. Harquin.

RECVEIL DE

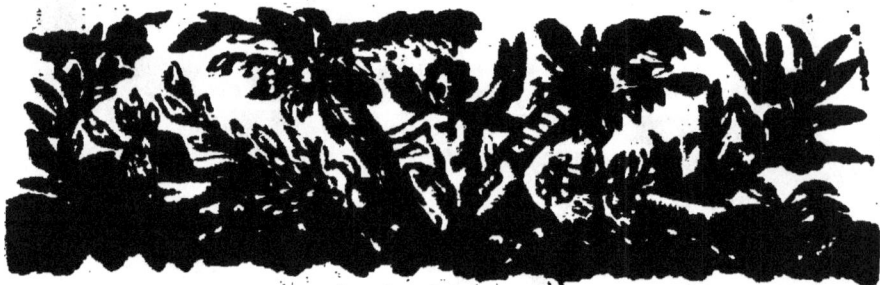

diuers secrets pour diuer-
ses maladies.

Par LOVYSE BOVRGEOIS.

SECTION PREMIERE.

Des maladies internes.

CHAPITRE PREMIER.

Maladies de la teste.

Pour mal caduc.

1. PRENEZ vne teste de mort, à sçauoir l'os seulement, & iceluy raclés au plus hault au dehors, & de la racleure

& poudre d'iceluy donnés en à
boire le poids d'vn efcu au malade dans du vin.

Autre tant pour homme, femme,
que petits enfans.

SI c'eſt vn homme ou vn garçon, il faut prendre de l'os
du front d'vn homme ou d'vn
garçon, qui ait eſté pendu &
eſtranglé, l'os deſſus les yeux,
& en raſper le poids d'vn efcu,
le metre dans du vin blanc ou du
boüillon du pot, & le faire prendre à ieun au malade vne ſeule
fois. Il m'a aſſeuré en auoir veu
guerir vn grand nombre tant
hommes que femmes, ſans autre
remede. Et ſi c'eſt vne femme ou
fille qui ait le mal, il faut prendre
vn ſemblable os d'vne femme ou
fille, qui ait eſté auſſi penduë, &
en vſer de meſme.

Pour la rage.

2. POur empescher que quel-
qu'vn ayant esté mordu de
quelque animal enragé, ne deuienne enragé : il est bon aussi
pour preseruer & guarir les ani-
maux, ainsi que ie l'ay appris de
personnes qui en ont veu faire
souuent l'experience.

La veille de la sainct Iean auant
que le Soleil soit leué, il faut cueil-
lir de la pimprenelle sauuage, la
faire seicher à l'ombre, (que le Soleil n'y donne point,) tout à loisir ; puis la reduisez en poudre,
que vous passerez bien subtile,
dont vous ferez vser aux personnes qui auront esté mordus, tous
les iours dans le manger, specia-
lement dans leur potage enuiron
vne bonne pincée. Pour des ani-

maux foit à poil, ou à laine, il
leur en faut mettre dans leur
mangeaille, mefmes pour les
chiens leur en mettre dans du potage ou autre mangeaille, & fans
doute ils feront exempts du mal.

*Preferuatif infaillible pour la rage, le-
quel ne preferue pas feulement, mais
mefme guarit en ayant des accés.*

PRenez des feuilles de ruë, ver-
uene, petite faulge, plantain,
feuilles de polypode, abfynthe
commune, menthe, armoyfe,
mille pertuis, bethoine, meliffe,
du centaure mineur, de chacune
vn mefme poids, il les faut cueil-
lir à la faifon qu'elles ont plus de
force, qui eft prefque à la pleine
Lune du mois de Iuin, il faut les
faire feicher eftans dans des fachets de papier, & les mettre en

lieu, où le Soleil ne donne iamais,
de peur qu'elles ne se seichent
trop, & aussi qu'il ny pleuue point,
de crainte qu'elles ne moisissen t:
l'on les gardera de cette façon à
condition qu'elles seront renou-
uellées tous les ans, & lors qu'il
sera besoing d'en vser, il en faudra mettre en poudre tres-menuë
de chacune vn mesme poids, &
en donner à ceux qui auront esté
mordus d'vn chien enragé demie
drachme, ou auec du vin, ou auec
du miel, ou bien auec du beurre,
estans à ieun, & ne manger point
de trois heures apres la prise, & ne
nuira point d'en donner iusques à
trois ou quatre fois, principalemét
lors que la morsure est inueterée,
ou bien mesme quád l'hydrophobie est formée. Celuy qui aura eu
quelques accez de l'hydropho-

sie, sera lié estroictement, & l'on
luy fera aualler de ladicte poudre
d'estrempée auec du vin, & s'il est
besoing l'on luy ouurira la bouche auec violence : il est neant-
moins plus propre de luy donner
le remede pendant que l'esprit
est sain, & hors l'accez.

Pour les Catarrhes.

*Recepte souueraine, & experimentée
pour guarir toutes sortes de catarrhes.*

3. PRenez feuïlles de sauge à
aureilles, cloux de gyro-
phle, canelle fine, graine de pa-
radis, de chacun deux onces,
macis, fleur de muscade, ze-
doard, galenge, coriandre, feüilles de ruë, escorse d'orange, menthe, de chacun vne once, blanche aluyne ~~de chacune~~ demie once, poiure long, bois d'aloës, poi-

ure rond, noix muscade de chacun vne once, sucre fin battu en
poudre, fleur de rosmarin, fleur de
lauande, roses rouges, de chacun
deux onces, escorce de citron vne
once, toutes ces chose seront mise grocierement en poudre dans
quatre pintes de bon vin blanc, &
sera destiné au baingmarie, puis
vser de ladicte eaue toutes les se-
maine trois fois sçauoir deux
cuillerees.

Pour les yeux.
Pour oster la fluxion, & inflamma-
tion de l'œil.

4. **I**L faut prendre de l'aloës
transparent & clair, le reduire en poudre, puis le mettre
dans vn creuset de terre auec du
ius de roses de Prouins, & le remuer fort par plusieurs fois le

laiſſant au Soleil iuſques à ce qu'il
ſeiche, & ſe puiſſe reduire en poudre, puis en ſouffler dans l'œil, il
arreſte incontinent la fluxion.

Pour les yeux.

PRenez eau de fenoüil de l'an-
née meſme vn demy ſeptier
eau roſe, ſuccré candy, auec vn
peu d'eau de vie.

Pour guarir la rougeur des yeux.

PRenez encens, & le pulueri-
ſez bien ſubtilement, puis le
detrempez auec eau de blanc
d'œuf, du miel, & du laict de cheure, & de ce frottez les yeux malades vous allant coucher.

Autre pour le meſme.

PRenez vne ou pluſieurs aiſles
d'oye qu'on appelle plumail,
leſquelles les villageoiſes font
ſeruir en leurs niers, ou paiſtrins
à faire du pain, tirez des oſſelets

defdictes aifles la vieille moüelle qui y eft, encores qu'elle foit feiche, & en affemblez le plus que pourrez, & auec vn rechault, ayant mis vn peu d'huifle d'oliue, faictes la fondre peu à peu, reduifant cela en vnguent liquide, dont vous frotterez foir & matin, auec vne petite plume la rougeur de vos yeux.

Auttement pour le mefme.

PRenez de la couppe rofe blanche la groffeur d'vne feue, & la mettez dedans vne petite phiole, puis la faictes bouillir en eau de riuiere, eftant froide, prenez en vn peu, & en lauez les yeux trois ou quatre fois le iour, fans les effuyer, & en trois ou quatre iours on s'en portera bien.

Pour faire l'vnguent de tuthie ainſi qu'il ſe faict au mortier d'or à Orleans.

PRenez vn quarteron du meilleur beurre frais, qui ſe puiſſe trouuer, & le mettez fondre dans vn poſſon d'eau roſe, & qu'il boüille vn petit pour eſtre eſcumé, puis l'ayant mis en vne vaiſſelle bien nette pour le laiſſer refroidir ſans y toucher, affin que l'eau ſe ſepare, puis apres que l'aurez iettée, il faut adiouſter audict beurre demie once de bonne tuthie preparée, & auec la ſpatule bien nette le fort meſſer.

Eau excellente pour les yeux.

IL faut au mois de May, coupper vn ou deux cottons de fenoüil doux, à vn pied pres de terre, & oſter doucement la

mouëlle de dedans, & l'emplir
de sucre candy en poudre, & le
bien boucher, puis le lendemain
matin auant le Soleil leué, il le
faut deboucher, & verser doucement dans vn verre ce qui s'y
trouuera, & en mettre dans l'œil.

Autre eau pour le mal des yeux, & en
oster les rougeurs, & taches, &
conforter la veüe.

PRenez quatre liures de paste
de pain blanc prest à mettre
au four & quatre pintes, de bon
vin blanc, mettez tout en vn pot
de terre plombé & bien fermé, &
le laissez tremper vingt quatre
heures, apres mettez tout ensemble en vne chappelle de
plomb, & prenez douze œufs
frais, que ferez durcir, & dont
vous osterez la coquille, & le
iaune, remplissant le milieu &

blanc de terebenthine de Venise; cela fait, saupoudrez, & mettez sur ledict blanc, sucre candy
vne once, alum de roche demie
once, couppe rose blanche demie once, fermez lors la chapelle, & le distillez; il s'en faut bai-
gner les yeux fort souuent.

Autre eau qui guarit du mal des yeux,
& mesmes oste vne taye
nouuellement faicte.

PRenez vn œuf pondu, du iour
que vous voudrez faire l'eau,
& le mettez durcir dans les cendres, & quand il sera bien dur
couppez le en deux par le trauers
sans oster la coque, & ostez le
iaune des deux moitiez, puis
ayez le gros d'vne noisette de
sucre candy, & autant de couppe rose blanche, & le battez tellement qu'il soit en poudre, puis

en empliſſez les deux moitiez, &
les reioignez enſemble, & les
liez tres-bien de fil en ſorte que la
poudre ne ſorte pas ; puis ayez
dedans vn verre, enuiron deux
doigts d'eau de fontaine & autant d'eau roſe, & mettez l'œuf
dedans tremper l'eſpace de vingt
quatre heures, & puis tirez l'œuf,
& mettez l'eau en quelque phiole de verre, puis en mettez en
vous allant coucher vne goutte
dans l'œil, & le matin autant, &
en peu de temps il guarira.

Pour guarir le mal des yeux, meſmes de la taye.

PRenez cinq nids d'hirondel-
les, les petits dedans, & le
nid entier, vne poignée de fenouil, & vne poignée de ver-
uene, & cela eſtant enſemble
le ferez diſtiller en la chapelle.

puis de ladicte eau en prendre au
bout du doigt d'apres le petit,
& s'en laisser tomber quelques
gouttes dedans les yeux malades
au matin & au soir.

Collire pour la maille.

PRenez suc de treffle tacheté
deux onces, sel commun demie poignée, vinaigre tres-fort
tant soit peu, soit faict collire, lequel soit instillé deux fois le iour,
au matin & au soir.

Poudre qui soufflée dans l'œil mange la taye de quelque espoisseur qu'elle soit.

IL faut prendre des limaçons
gris qui se trouuent dans les
vignes, les mettre dans vn pot
neuf sur vn four, ou dedans, qui
ne soit point trop chaud, puis les
piller, & pulueriser subtilement,
coquilles & tout, & en souffler
souuent dans l'œil où est la taye.

Pour fortifier, conforter, & conferuer la veüe.

PRenez vn pain de froment
du poids de douze onces à demy cuit, faictes-le tremper en
vin blanc doux par l'espace de
douze heures, vne once de tuthie preparée, & vn peu de succre, de macis demie once, soixan-
te escargots, tren ̇ œufs frais,
deux grosses poignées de fenoüil en herbe, vn petit bouquet
de ruë, deux grosses poignées de
roses blanches, vn petit bouquet
d'esclaire, & deux grosses poignées d'euphraise : couppez ledict pain par souppes deliées, &
l'accommodez dans la chapelle
lict sur lict, à sçauoir vn lict dudict pain, puis vn lict des herbes
susdictes, & apres vn lict desdicts

œufs & efcargots , concaffez
tout enfemble auec leurs coquilles , & faictes diftiller cela en la
maniere accouftumée , puis la
diftillation faicte, mettez l'eau
en vne grande phiole de verre, &
l'expofez au Soleil par quarante
iours pour la purifier.

Prenez en vne goutte au bout
d'vn cure-dent tous les foirs en
vous couchant, ou bien trois, ou
quatre fois la fepmaine, & vous
en frottez les yeux.

*Eau pour fortifier la lumiere des
yeux affoiblis par maladie,
ou accident.*

PRenez trois dragmes de tuthie puluerifée bien menu,
trois drachmes d'aloes hepatic
en poudre, denz drachmes de
fuccre fin , fix onces d'eau rofe,
fix onces de bon vin blanc qui
foit

soit plustost doux, qu'autrement,
vray est que le trop doux est
moings bon, & meslez tout cela
ensemble, & le mettez dans vn
vaisseau deverre bié net, & bié ser-
ré au Soleil par l'espace d'vn mois
continuel, en remeslant à tout le
moings vne fois le iour toutes
les matieres, affin qu'elles s'in-
corporent bien toutes ensemble,
puis prenez d'icelle eau, & en
mettez quelques gouttes sur les
yeux au soir & au matin, & en
continuant quelque temps, elle
fera en bref retourner la veuë
claire, & aussi pure qu'auparauant.

B

Pour faire voir grandement clair.

IL faut prendre de la poudre de couperoſe verte bien tranſparente, à demy poſſon d'eau de vigne, ou à faute d'eau de vigne, de l'eau roſe, ou de l'eau de plantain : on y peut mettre autant de ladite poudre qu'il en pourra tenir trois fois deſſus vn double, & s'en lauer les yeux.

Pour guarir les yeux enflés.

PRenez vn œuf frais, faictesle cuire & durcir entre deux braiſes, puis l'eſcoquillez, & le fendez par la moitié, oſtez en le iaulne, & mettez les moitiez vuides aſſez chaudes ſur les yeux, ou vne des moitiez, s'il n'y a qu'vn œil malade : le bandant d'vn linge, pour le faire tenir, faictes cela vne ou deux fois : cela ſe doit faire lors qu'on ſe va coucher fpecialement.

Pour guerir les yeux mutilez ou heur-
tez foit de coups, ou cheutes.

PRenez du ius d'ache, & de la
mie de pain blanc, & les meflez bien en vn mortier auec vn
peu de vin blanc, & de ce faictes
emplaftre, que vous appliquerez fur l'œil, ou fur les yeux dou-
loureux.

Pour la furdité.

Recepte pour la furdité.

5. PRenez feüilles de laurier,
d'abfinthe, de fauge, de
rofmarin, feüilles ou graine de
myrthe pilez le tout enfemble
dans vn mortier, puis les mettez
tremper dans vne forte bouteille
de verre, & les laiffez trois iours
en infufion auec vne pinte de vin

blanc, & ſoit ladicte bouteille
bien bouchée ; apres les trois
iours la faut mettre dans vn
chauderon auec de l'eau froide,
puis la faire boüillir, & quand elle
aura boüilly, faut deboucher la
bouteille, & mettre l'oreille à la
fumée qui en ſortira, & ce l'eſpace d'vn Credo ; & chauffer la
coiffure du malade à la fumée de
roſmarin; & faut faire cela l'eſpace de trois ou quatre ſoirs, trois
heures auant , ou apres le repas.

Autre pour guarir la ſurdité.

PRenez ſemences de cumin,
graines de genieure, bayes
de laurier de chacun vne poignée, mariolaine, ruë, betoyne
camomille, melilot , aluyne d'e
chacun deux poignées, faut mettre le tout dans vn ſachet, & le

faire bouïllir dans vne pinte de vin blanc, & autant d'eau de riuiere, qu'il deuiéne à trois choppines pour en reccuoir la fumée dans l'oreille par vn entonnoir, deux fois le iour, sçauoir le matin au leuer, & le soir au coucher, & apres auoir reçeu ladicte fumée, faut mettre dans les oreilles trois gouttes de la composition, qui s'ensuit.

Prenez feüille de laurier, de ruë de chacune vne poignée, les faut battre dans vn mortier, & en tirer le ius, & dans iceluy-ius mettre le poids de deux escus d'huile d'amandes ameres, & autant de graisse d'anguille, le tout meslé ensemble.

B iij

Pour eſtancher le ſang du nez.

6. PRenez des racines d'orties, & les pilez auec du
vinaigre, puis en faictes vn emplaſtre, & le mettrez ſur ie ſom-
met de la teſte.

Pour oſter la puanteur du nez.

7. PRenez de la menthe, ruë,
& maiolaine, & les pilez
en vn mortier, & en faictes du
ius, & d'iceluy mettez en ſouuent dans vos narines en tirant
voſtre haleine, & pour certain
cela tirera la puanteur du nez.

Pour faire bonne bouche.

8. PRenez du vinaigre ſquil-
litic, & d'iceluy lauez voſtre bouche en gargariſant, & il
vous mondifiera la bouche, &
rendra bonne odeur.

Pour appaiser la douleur des dents sur le champ.

9. PRenez cotton neuf & le fauſſez dans huile d'hypericon, & en mettez dans l'oreille du coſté de voſtre mal, & ſerez incontinent guary.

Pour faire emplaſtre pour guarir le mal des dents.

PRenez trois ou quatre mouches cátharides, & les broyez en poudre auec gros comme vne febue de leuain, & la moitié autant de mouſtarde, auec vn fil de fort vinaigre pour deſmeſler le tout, & en faictes emplaſtre aſſez liquide, qu'appliquerez derriere l'oreille du coſté de la douleur. L'emplaſtre de tacamahaca eſt auſſi fort ſouuerain le mettant ſur

l'artere du costé de la partie douloureuse.

Pour guarir des dents.

PRenez du cresson, & le faictes boüillir auec fort vinaigre, & quand il sera presque
pourry de cuire ostez le du feu,
& prenez le cresson en vostre
main, & en faictes comme de petites cueillerees que mettrez sur
la dent, & en changez souuent,
cela vous fera ietter des phleg-
mes, qui vous guariront.

Autre pour le mesme.

PRenez vne poignée de saul-
ge & autant de rosmarin, &
les ferez boüillir dans demy septier de fort vinaigre, & ayant
boüilly trois boüillons, faictes
rougir vn caillou dans le feu,
& le mettre tout chaud dãs le pot
auec les herbes, puis mettez vn

entonnoir sur le pot & receuez la fumée, qui sortira sur la dent, tant qu'il en voudra sortir, puis prenez vn peu de ces herbes, & en mettez sur le costé doulou-reux, banderez auec vn lin-ge, & vous allez coucher.

Autre pour le mal des dents.

FAut prendre essence de cloux de gyrofle, & mettre vne goutte dans la dent douloureuse, autant en fera vne goutte d'essen-ce de thym. La racine nommée pyrestre mise sur la dent fait fluer de l'eau, qui descharge fort la partie.

Pour faire cheoir vne dent sans faire mal.

PRenez roses rouges deux on-ces, & les faictes boüillir en fort vinaigre l'espace d'vn iour & vne nuict, puis les ferez sei-

cher, & ferez poudre, que mettrez dans la dent.

Pour remettre la luette en son lieu.

10. PRenez vne poignée de
pimprenelle, & coup-
pez le bout d'embas, puis paſſe-
rez ce que retiendrez par la flamme, & la mettez ſur le haut du
front, le couppé en bas, puis
bandez vous bien fort, & ſerez
guery en peu d'heure.

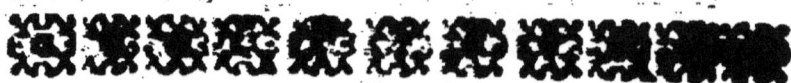

CHAPITRE II.

Des maladies de la Poictrine.

Pour les Poulmons. Recepte tres,
experimentée.

1. PRenez le poids d'vn escu de poulmon de re-
nard seiché au four, & reduit en
poudre auec du vin blanc enuiron trois doigts, & en beuuez à
ieun, enuiron en quinze lours
vne fois, & continuez cela, iusques à ce qu'il vous aura amendé.

Pour faire sirop pour les poulmons.

PRenez vne pinte de ius de
choux, que clarifierez auec le

le blanc de deux œufs, & les coquilles, puis y adiouterez vne
pinte de bon miel de Narbonne,
& l'ayant faict bouillir auec,
l'ayant bien escumé, vous y ad-
ioufterez trois drachmes de bon
faffran, auec cinq quarterons de
fuçcre fin, faifant cuire le tout
en bonne confiftence de firop.
Cela guarift la courte halaine en
vfant vne cueillerée en fe couchant, & autant en fe leuant.

Pour le rheume qui procede de chaleur.

2. PRenez vne once de fuccre,
que broyerez, & ferez fondre dans demy feptier d'eau plus
que tiede, puis vous allant coucher beuuez cela, & vous tenez
chaudement.

Le firop violat y eft auffi fort
bon, en prenant vne once le foir

en se couchant, & le matin autant en se leuant.

Pour le rheume qui vient de froid.

PRenez le soir vous allant coucher enuiron vne cueillerée d'huile de succre, lequel vous ferez de la façon que s'ensuit.

Faut prendre quatre onces de bonne eau de vie, & autant de fin succre, que vous broyerez bien, puis mettrez le tout dans vne escuelle bien nette sur vn rechault, & mettrez le feu dans ladicte escuelle auec vn petit morceau de linge, que saufferez dans ladicte eau de vie, & l'allumerez à la chandelle, & le feu estant dans l'escuelle faut retirer le petit linge, & remuer sans cesse, iusques à ce qu'il n'y ait plus de flamme, puis comme la flamme sera cessée, faut y remettre le

feu, & s'il ne prend, l'huile eſt
faict, & le faut oſter de deſſus le
feu, & le verſer dans vne phiole.

Autre pour le meſme.

PRenez graiſſe de mouton de
celle qui entoure les roi-
gnons, & la faictes fondre, & en
oignez le creux de l'eſtomach, &
la plante des pieds, & frottez
auec la main, affin de faire pene-
trer ladicte graiſſe.

Pour la toux.

3. PRenez bonne regliſſe de la
plus recente, & l'ayant ra-
tiſſée, découppez la bien menu, il
en faut vn quarteron auec deux
pintes d'eau, faictes la boüillir
iuſques à conſommation de moitié, & y adiouſtez apres, deux
onces de iuiubes, vne once de
ſebeſtes, trois ou quatre dattes,

vne once de raisins de Damas, &
autant de capillus veneris, &
faites consommer cela qu'il reuienne à vn demy-septier, puis le
coulez, & y adiouttez vne liure
& demie de succre, & en vserez
loing du manger soir & matin,
& la nuict.

Le syrop de roses seiches se
peut aussi prendre le soir s'allant
coucher.

Pour le mesme.

PRenez hyssope, & pas d'asne
de chacun vne poignée, figues de Marseille, raisins de Damas, & reglisse de chacun vn once, faites tout boüillir en eau iusques à consomption de la tierce
partie. Vsez de cette decoction
deux fois le iour, au matin deux
heures auant disner, & au soir vne
heure auant souper.

Pour le mesme.

PRenez choux rouges & les faictes boüillir vn boüillon ou deux, auec vne poignée de pas d'asne, & vn brin ou deux d'hyssope, & en vsez ainsi deux fois le iour.

Pour douleur d'estomach.

4. PRenez huile de noix muscade vne once, huile de menthe, mastic, spicnare, de chacun vne once, de musc dix grains, ambre gris demie drachme, bois d'aloé, & cloux de girofle de chacun vn scrupule, cerat stomachique de Galien, cire de chacun vne once & demie, faictes vnguent, & en oignez l'estomach soir & matin.

Conserue

*Conserue excellente pour l'estomach
debilité.*

PRenez graine de geneure,
deux ioinctées & les mettez
en poudre dans vn mortier, laquelle ferez boüillir dans vn pot
neuf auec vne pinte de bon vin
blanc, vn couuercle dessus ledict
pot le faisant boüillir à feu lent,
tant que cette matiere soit es-
poisse quasi comme boüillie, puis
exprimez le ius dans vn plat que
mettrez sur vn rechaut auec autant pesant de succre pour le
moings que de ius, & faictes
chauffer le tout, tant qu'il demeure espois comme conserue,
dequoy vserez le matin & soir,
trois heures deuant & apres le repas, chacune fois gros comme vn
pois ou vne febue.

Pour le mal de costé.

5. PRenez vne escuelle de bois,
& l'emplissez de sauge, &
mettez de la cendre du feu dessus ladicte sauge, puis mettez vn
drappeau dessus, & y mettez du
vin blanc, & l'approchez le plus
pres du costé que pourrez l'endurer.

Pour la pleuresie.

IL faut prendre de l'escorce
d'orange seiche, & la pilez, &
en baillez à prendre le poids d'vn
escu dans deux doigts de vin
blanc ; & si la personne est robu-
ste, il en faut quelque peu plus
que le poids d'vn escu.

Autre pour le mesme.

PRenez deux ou trois vieux
glands, reduisez les en poudre, & les mettez en deux onces

d'eau de fleur de fureau diſtillée,
puis faictes prendre cela au malade.

Pour battement de cœur.

6. PRenez conſerue de bourroche, & bugloſſe de cha-
cun vne once & demie, conſerue
de roſes, eſcorce de citrõ con-
fit, de chacun trois dragmes,
poudre d'electuaire de gemmis,
diarrhodon abbatis, & muſc pulueriſé de chacun vn ſcrupule, de
ſuccre tres-blanc, tant qu'il ſuf-
fiſe, ſoit faict maſſe couuerte d'or,
de laquelle le malade prenne le
matin plein vne cueiller d'argent. Plus faut pendre vne aga-
the au col à chair nuë.

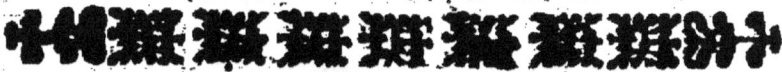

CHAPITRE III.
Des fieures.

Pour fieure continues, & appaiser la furie & manie en mesme temps.

1. FAVLT prendre de la ruë, & l'amortir sur vne pelle rougie au feu, & la mettre entre deux linges fort deliés sur le cerueau : Et à l'instant prendre vn verre d'eau de melon & de concombre, mis par roüelles en alembic.

Pour grande ardeur de fieures.

PRenez du ius de coucourdes, & de l'huile d'oliue autant que iugerez, & en frottez le malade dessus le poux & dessus la region du cœur.

Pour faire qu'un homme ayant la fie-
ure, & qui n'a de long temps
repos, dormira.

PRenez pour vn ſol d'huile roſat, & vn petit de bon vinaigre, & le battés fort auec l'huile
dans vne eſcuelle, & quand il ſera
bien battu ayez vn petit linge
blanc & le mouillez dedans, puis
en faictes vn bandeau, & il prendra repos.

Pour faire dormir.

PRenez du ius d'ache, aubins
d'œufs & eau roſe, & meſſez
tout enſemble & en frottez les
temples, & il eſt certain qu'on
dormira.

Autre infaillible pour le meſme.

PRenez trois fleurs de nenuphar, deux petites teſtes de
pauot, vne pincée de roſes de
Prouins, vn peu de laictue, & pi-

C iij

lez bien tout enfemble, & y ad-
iouftez vn petit de vinaigre, puis
mettez cela entre deux linges affez efpois, pour en faire vn bandeau, & infalliblement le malade
dormira.

Pour rafraifchir les parties nobles, & rabattre les vapeurs.

PRenez eau de nenuphar, d'o-
feille, de laictue, d'endiue,
& de chicorée, de chacuns vn demy feptier, fyrop de limons,
violat, & tamarinds de chacun
vn quarteron auec demie liure de
caffe: il faut tout mettre enfemble & le faire fremir, puis le paffer, & apres adiouter les fyrops,
pour boire à toute heure.

Breuuage ordinaire.

PRenez vne once de miel
commun, demie once de fu-
cre candy, vne poignée d'orge

entier, demie once de racines de
chiendent, deux drachmes de racine defquaine, & les faires boüillir en bien efcumant auec trois
pintes de bonne eau, qui reuiendront à deux pintes.

Iulep rafraifchiffant pour en prendre
huict iours durant.

PRenez deux groffes racines
de chicorée fauuage auec les
feüilles, ou trois moyennes, autant de racines d'ofeille, & leurs
feüilles, les ayant ratiffées, & ofté
les cordes de dedans, les faut
coupper menu, les ayant bien lauées, puis les mettre boüillir dans
deux pintes d'eau de riuiere iufques à la diminution du quart,
apres il y faut mettre aigremoine, fumeterre, pimprenelle, &
chicorée blanche de chacun vne
poignée, que l'on mettra auffi

C iiij

bouillir iusques à ce que le tout
reuienne à vne pinte. Il les faut
passer en vn linge neuf & fort,
puis y adiouster le ius d'vn gros
& bon citron, puis il faut couler
le tout à la chausse tant qu'il passe
clair, puis y adiouster quatre, ou
six onces de syrop de pommes de
capendu selon que l'on l'aimera
doux, ou non. Il en faut prendre
le matin dans vn verre, quatre
bons doigts, & ne manger de
deux heures apres, l'apres disnée
il en faut prendre autant trois
heures apres le disner, & ne manger de trois heures apres.

Pour la fieure tierce & quarte.

2. PRenez douze grains de poiure, douze grains de sel,
deux gousses d'ail & vne cueillerée de graines de moustarde, &

pilés bien le tout ensemble, puis
prenez vne cueillerée de suye de
cheminée, & autant de bon vinaigre commun, & les repilez
ensemble en forme d'emplastre,
que mettrez entre deux linges,
& l'appliquerez sur les deux pouls
des bras quand le frisson commence à venir, & si au premier
appareil la fieure ne quitte, faut
reiteter pour la seconde fois, &
elle quittera sans faute.

Pour les mesmes fieures.

PRenez du pain de froment
venant du four à sçauoir la
miette, & la trempez dans de fort
vinaigre, & le mettez distiller en
vne chapelle, & de l'eau faictes
en boire la quantité de deux
doigts en vn verre au malade.

Pour les mesmes fieures.

Ppliquez à chaque plante
des pieds vne tenche viue,
sçauoir la teste vers le deuant du
pied, & les y laissez vingt quatre
heures, on les ostera grosses de
vilanies, cela guarira.

Pour la fieure quarte.

PRenez des noix cueillies deuant la sainct Iean, & les fendez par la moitié, & les mettez
dans vn pot neuf, & versez du
bon vin blanc par dessus qui passe les noix de quatre doigts : & s'il
y a quarte de vin, vous y mettrez
demy septier de bon & fort vinaigre, & boucherez fort bien
ledict pot, qu'il ne prene vent, &
le laisserez huict iours inclusiue-
ment tremper, puis mettrez les
noix, & le vin distiller en alembic
de verre, puis quand il y aura

quelque febricitant vous luy en
donnerez demy-verre à icun, &
qu'il se promene s'il peut: s'il n'a
vomy de la premiere fois, & qu'il
ne soit guary, vous luy en donnerez vn peu dauantage pour la seconde fois, & il guarira asseurement.

Pour le mesme.

PRenez d'vne herbe nommée
tempeste, autrement ellebore,& croist par touffes le long des
chemins , & lieux pierreux , &
croist bas , & a la fueille sembla-
ble à de l'espurge, mettés la dessus
les bras, sçauoir dessus chacun enuiron huict feuilles auec cinq
grains de sel,& la mettez en croix
entre deux linges, & gardez bien
de la froisser de peur qu'elle ne
face enleuer le bras, & la laissez
cinq ou six iours, quand on au-

roit eu fix ans la fieure, on en
guarira.

CHAPITRE IV.

De la Peste.

---

*Vinaigre excellent à fentir en temps de
Peste, pour mettre dans une petite
esponge, qui se portera dans une
petite boëtte d'ivoire percée.*

PRenez rofes de Prouins
quatre onces, gyrophle &
fleurs de violettes de chacun
deux onces, bol fin, & terre de
Malthe de chacun vne drachme,
confection de hyacinthe & d'al-
kermes de chacun deux drachmes, le tout foit maceré dans
deux pintes de bon vinaigre, en

y adiouſtant encore auec, le reſte
deux onces de gros œillets rouges pilés, auec ſix drachmes de
muſc, & dix huict grains d'am-
bregris.

Remede excellent à prendre quand l'on
ſe ſent frappé de la peſte, pour empeſ-
cher que le venin n'approche les
parties nobles, & qui faict
promptement percer.

IL faut prendre du miel de Nar-
bone, ou à faute d'iceluy, de
bon miel commun, puis auoir de
la fleur de ſoulphre, ou du moins
du ſoulphre reduict en poudre
ſubtile, & meſler à diſcretion le
miel & ſoulphre enſemble, que
celuy qui a le mal en prenne tous
les matins gros comme vne febue à ieun, cela chaſſe de telle façon le venin, que ceux de qui ie
l'ay appris, m'ont dict auoir veu

deux peftes percées en trois
iours. Ce remede eft confirmé
par les Peres de la Mort qui af-
feurent que le foulphre chaffe
tout le mauuais air.

Eau contre la pefte.

IL faut prendre de l'ozeille de
licure, qui croift dans les vignes, qui à la feuille faicte comme vn fer de lancette, & la faut
mettre en vn vaiffeau de terre,
fçauoir la feuille & le cotton, &
mettre felon la quantité, du fort
vinaigre par deffus, & le laiffer
tremper vingt quatre heures,
puis mettre l'herbe & le vinaigre,
diftiller dans la chapelle : puis
pour fe preferuer de la pefte, en
faut mettre le matin vne demie
cueillerée à la bouche, & s'en
frotter le nez ; & fil'on fe doubte
d'auoir le mal, il en faut prendre

trois bons doigts, & se promener
si faire se peut, & que ce soit loing
du manger.

Recepte tres-souueraine pour le mesme.

PRenez feuilles d'ache, sauge,
sureau, ronce, & rue de chacun vne poignée, & quand toutes les herbes seront bien esplu-
chées, si elles ne sont assez net-
tes, laués les tres-bien en vn seau
d'eau, & les secoüés dans vn linge comme vne salade, & apres
brisés les vn peu dans vn mortier,
& les mettés dans vn pot tout
neuf auec quatre pintes de vin
blanc, & les faictes tres-bien
bouillir, iusqu'à la moitié, & puis
mettez les dedans vn linge, & les
pressez qu'il n'y demeure rien, &
mettez cette eau dans vn autre
pot neuf qui soit plus petit, & y
mettés deux onces de gingem-

bre blanc battu, & le mettez
boüillir seulement vn boüillon,
& puis le mettez refroidir & en
beuuez tous les matins deux
doigts, & continuez par neuf
matins, & ne mangez d'vne heure apres: Cela faict, la peste ne
vous sçauroit prendre d'vn an
apres.

Opiate pour le mesme.

PRenez terre sigillée gros
comme vn pruneau, bol tur-
quin autant, theriaque de Leuant
autant, & de la conserue de roses
suffisamment pour en faire vne
opiate, de Monsieur le Roy Me-
decin.

Pour le mesme.

PRenez vne herbe qui a le pied
rouge, qui croist dans les prés
sur les eaux, laquelle s'appelle
herbe contre la peste, il la faut
                                    mettre

mettre tremper en fort vin blanc
vingt quatre heures, & puis la tirer du lieu, où elle trempe, & la
mettre sans l'estraindre dans vn
alembic de verre, & apres qu'elle
sera distillée, la laitrez huict iours
sans estre bouchée, & apres la
boucherez, & si aucun est frappé
de peste vous luy en baillerez
trois doigts, & le faictes bien
couurir, & qu'il se couche sur l'endroit, où il sentira plus grande
douleur, qu'il garde sa sueur le
plus qu'il pourra, il se peut asseurer qu'il ne mourra point de ladite maladie : chose esprouuée en
plus de deux mille personnes. On
en peut prendre demy doigt tous
les matins pour se conseruer, &
aucune infection ne prendra ce
iour la qu'on en aura pris.

Ladicte eau guarit aussi toute

D

pleurefie en trois heures, pourueu qu'on en prenne auant dormir, elle guarit aufſi de tout *pourpre*.

Pour guarir la peſte, & s'en garder.

PRenez la racine d'enula campana gros comme vn pois, & la tenez dans la bouche.

Medicament pour faire percer la peſte.

PRenez demie liure de miel commun, deux iaunes d'œufs venants de la poulle, demy littron de farine de pur froment, vn quarteron de vieil oing, lequel on fera fondre, puis on aura du bafilicon gros comme vn maron, puis l'on battra le tout enſemble long temps, iuſques à ce qu'il vienne en vnguent, duquel on mettra ſur des eſtouppes pour appliquer ſur le mal, & ne faut changer le premier appareil que de vingt quatre heures apres, &

le rafraichir soir & matin. Cela est
propre à toutes sortes d'apostemes, que l'on desire faire percer.

Pour faire sortir, & percer la peste, &
pour s'en garentir, & mesmes
pour tous apostemes au de-
dans du corps.

FAut prendre vn quarteron de
soulphre subtilement pulue-
risé auec vne demie liure de bon
miel, & en prendre tous les matins vne cueillerée à ieun.

D ij

CHAPITRE V.

Des maladies du foye, & de la rate.

Pour cognoiſtre un ladre.

1. Renez du ſang de celuy que penſerez eſtre ladre, & en mettez vne goutte ou deux, dans vn verre d'eau, & ſi le ſang va au fond de l'eau, c'eſt ſigne qu'il eſt ladre, & s'il demeure deſſus, il ne l'eſt point.

Pour guarir de la verole, vieux vlceres, & remedier au commencement de la ladrerie.

Renez verd de gris, & vitriol verd de chacun vne drachme, le tout concaſſé, mettez le tremper dans vn vaiſſeau d'eſtain vne

nuict auec demy poſſon de vin
blanc, & faut tenir le vaiſſeau
bien couuert, & aſſez matin, que
le voudrez faire prendre au malade, il le faut verſer en vn autre
vaiſſeau bien bellement, de peur
que quelque choſe du fond n'y
entre, puis le paſſer derechef:
apres prendre enuiron vn poſſon
de biere, & du beurre frais gros
comme vne noix, & faire fondre
le beurre dans la biere, puis mettre cela dans vn verre, puis prendre le premier breuuage, & à
l'inſtant celuy de biere & beurre,
& ſe tenir pres du malade, pour
le ſoulager en ſon vomiſſement,
& apres le vomiſſement luy donner vn boüillon, & n'vſer dudict
breuuage qu'vne fois la ſepmai-
ne, & s'il y a vlcere, il faut auoir
de la poudre de mercure, & de

l'vnguent de morbo triplicatum:
cela est aussi propre pour les filles,
qui ont retention de leurs mois.
Vous pourrez vser du breuuage
deux ou trois fois iusques à la
guarison de tous les vlceres. Cela
est aussi propre pour les vieux vlceres, ou especes de ladrerie, &
ne se faut tant mesurer selon le
poids, que selon la force du malade, & n'en faut pas tant donner
aux filles.

Pour l'hydropisie.

2. FAut prendre de la fleur, &
feuillets de genest d'Espagne, de la fleur & feuilles de soucy, de la fleur de buglose, du fenoüil verd & vn peu de camomille, faictes le tout piler, & puis
cuire dans vne poesle auec gros
vin clairet & beurre frais,& esten-
dre ledict cataplasme sur des

eſtouppes de chanure, & enuelopper tout le corps iuſques au
bas du ventre, & le changer de
vingt quatre en vingt quatre
heures. C'eſt le remede, duquel
fut guarie Madamoiſelle de Lu-
teaux.

Apoſeme pour le meſme.

FAut prendre du creſſon, des
feuilles de raue, de la veroni-
que femelle, du cerfeuil, des
mauues, guimauues, de la bu-
gloſe, de la bourroche, de la chicorée, de la pimprenelle, de la
ſcolopendre, du perſil, de la feuille de ſoucy: faictes le tout boüillir
dans du laict clair, & en prenez le
matin, & trois heures apres le
diſner, & le malade peut ſe promener.

Pour le mesme, & pour purger le phlegme.

FAut battre vn amande dans vn mortier, puis y mettre le poids d'vn escu de reubarbe battuë fort deliée, puis y adiouster le mesme poids de turbith bien broyé, & autant de diagrede en poudre : finalement y meslerez de la scammonée, autant comme de chacun des autres auec demie once de miel rosat, & en ferez vne masse de pillules, de laquelle les robustes prendront vne sixiesme partie & les delicats vne huistiesme.

Pour la iaulnisse.

3. PRenez persil, esclaire, de chacune vne poignée, pilés-les vn peu, & arrosez de bon vinaigre, & mettez sur vostre teste, & oreilles.

Pour le mesme.

PRenez vne bille d'acier, & demie poignée de racines de
foucy, sçauoir de celuy qui a la
fleur noire, puis auec eau de mou-
lin, de celle qui cheoit deſſus les
coſtez, & mettez tout en vn pot
neuf, & faictes bouillir, & que le
malade en vſe auec ſon vin.

Pour le mesme.

PRenez du cheneui pour vn
denier, & broyez bien, & le
mettez dedans vn demy-ſeptier
de vin blanc, & le faictes paſſer
par vne eſtamine, ou drappeau,
& que le malade boiue cela à ieun
par trois matinées.

Pour le mesme.

PRenez de l'endiue vne poignée, chicorée ſauuage auec
ſa racine deux poignées, quatre
ou cinq racines d'eſclaire, ozeille

sauuage auec sa racine demie poignée, deux racines de persil, faictes tout bouillir bien fort en vn
pot neuf plombé, tant que les
herbes soient bien consommées,
puis y adioustez vn peu de vinaigre, & vn peu de miel, le faisant
encores bouillir vn bouillon sans
plus, & incontinent le passez par
vn linge, & le mettez en vne phiole bien bouchée, de peur qu'il ne
s'esuente, donnez-en à boire par
quinze matins trois doigts chaque fois deux heures auant des-
ieuner.

Poudre à prendre incontinent apres
ledict breuuage durant les
quinze iours.

PRenez corne de cerf limée
bien menu vne once, reglisse
en poudre demie once, coral pre-
paré deux drachmes, canelle de-

mie drachme, succre fin, vne once & demie : du tout faictes poudre, dont prendrez plein vne
cueillier d'argent.

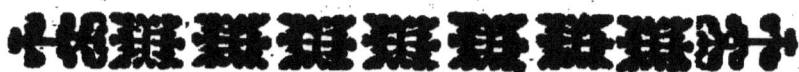

CHAPITRE VI.

Des maladies des reins, & de la vessie.

Pour mal de reins.

1. PRenez vne poignée d'or.
tie grieche, d'herbe trai-
nasse du cimetiere vne
poignée, de salpetre blanc vne
once, de sel vne poignée, de bon
vinaigre vn posson, le tout broyé
ensemble mettre à nud sur l'endroit des reins.

Pour rafraichir les reins.

PRenez racines de guimaulues
& de grande confoulde de
chacun vne once, des feuilles de
laictués, pourpier, endiue, violiers, maulues de chacun vne poignée, des quatre femences froides grandes, des femences d'anis
& fenouil de chacun vne pincée,
faictes de tout cela vne decoction
en fuffifante quantité de laict
clair, dans vne choppine coulée,
de cette decoction diffoudrez
vne once & demie de catholi-
cum, deux onces de mucilage de
femence de coings & de pfyllium
tirée dans de l'eau de nenuphar,
diaprunis fimple, & fuecre rouge
de chacun demie once, trois onces d'huile violat, dont foit faict
clyftere, lequel fera donné long
temps auant le repas.

Pour faire vriner.

PRenez vne poignée de parietaire & la pilez, farine de froment, & en faictes vn gasteau, &
le mettez cuire dans vne poësle, il
faut pestrir ledict gasteau auec le
ius de la parietaire, & l'arrouser
en cuisant dudict ius, & de ius de
raue, & le mettez le plus chaud
que faire se pourra sur le petit
ventre.

Pour le mesme.

PRenez de ce qui separe les
cuisses des noix, nommé le
zeste, le poids d'vn escu reduict
en poudre, & le mettez tremper
douze heures en vin blanc, puis
le faictes boire au malade.

Clistere.

PRenez hissope, mariolaine,
mauues, guimauues, violiers
de Mars, & les faictes bouillir,

dans la decoction diſſoudés le
poids de deux eſcus de mithridat,
& trois onces de ſuccre rouge, &
vne once d'hierre.

Recepte experimentée pour guarir la
grauelle, les apoſtemes, les maux
de mammelles, & catarrhes
qui veulent apoſtumer.

2. FAut prédre des cloportes le
nombre de trois, & les mettre ſeicher ſur vne pelle de fer
preſque rouge, & les laiſſer deſ-
ſeicher tant qu'au toucher ils ſe
mettent en poudre, eſtant ainſi
bien deſſeichées les faire en poudre bien deliée, & faut prendre
garde, qu'il ne ſe repende rien, &
les mettre dans deux doigts de
vin blanc, qui ſoit bon, & les
mouuez vn peu auec vn couſteau
& boire cela, & puis rinſer le

verre s'il en estoit demeuré, auec
vn peu de vin blanc, & le boire,
puis estre trois heures sans manger, ne dormir, ne se leuer.

Le second iour en faut prendre
cinq & faire comme dessus.

Le troisiesme en faut prendre
sept, & faire encore de mesme:
Et si on n'est du tout guary, faut
recommencer trois, cinq, & sept
fois, tant de fois qu'on soit du
tout guary, & ne faut pendant
que l'on en prend, manger, boire laict, ny fromage, ny beurre,
ny rien, où il y en ait, & ne faut
mettre sur le mal, tente ny emplastre, qu'vn linge laué de l'exiue, faut se garder d'en donner aux
femmes grosses, car cela feroit
naistre l'enfant monstrueux.

Ceux qui sont subjects à la grauelle en doiuent boire les trois

derniers iours de la Lune, trois,
cinq, & sept.

Pour la grauelle.

FAictes distiller des senelles,
& tous les matins du declin
de la Lune, il en faut vser deux
doigts le matin à ieun.

Pour le mesme.

PRenez feüilles & racines de
chicorée sauuage, auec feuilles d'argentine lauées, & se-
couées, qu'il n'y ait point d'eau,
puis mettez le tout dans vn mortier, & le pillés bien, & en tirez
l'eau dans la chappelle, & en prenez tous les iours, matin & soir
loing du manger.

Pour le mesme.

PRenez vn pot neuf plombé
s'il se peut de quarte, dedans
lequel vous mettrez trois choppines

pines d'eau de riuiere s'il se peut,
& le salerez, comme feriez vn
potage, puis prenez deux douzaines de poix chiches, que vous
ferez boüillir en iceluy, enuiron
demie heure, & apres prenez
deux racines de fenouil, deux racines de guimaune, six de persil,
six de chicorée sauuage, & deux
de pimprenelle, lesquelles bien
nettoyées & ratissées, vous ferez
bouillir auec lesdicts poix chiches
enuiron vne autre bonne demie
heure : apres prenés feuilles de
violiers de Mars, de mauue, &
d'ozeille de chacun vne poignée
auec le poids de deux escus de
l'herbe turque autremet dicte
herniaria, & les faictes bouillir
auec le surplus par autre espace
de demie heure, tellement que
toute ladicte decoction se face en

vne heure & demie, & faut que le
tout reuienne à la tierce partie
ou enuiron, & quand tout fera
ainfi confommé, vous prendrez
le ius d'vn citron, que vous y mettrez, apres que l'aurez ofté du feu,
vous pafferez le tout dans vn linge bien blanc, ou en vne eftami-
ne bien nette, ou dans vn couloir,
& ce qui reftera du ius, qui fera
enuiron trois poffons, fe prendra
à trois fois : Et quand vous en
voudrez vfer, qui doit eftre au
main, vous le ferez rechauffer
comme vn boüillon, & y mettrez
du beurre frais, comme pour vn
potage ordinaire, & le faut hu-
mer, & vfer de mefme regime
que fi vous auiez pris vne medecine ordinaire, comme de prendre vn autre bouillon commun
trois heures apres la prife, & gar-

der la chambre tout ledict iour.

Pour le mesme.

PRenez vne herbe nommée argentine, & la faictes bouillir en vin blanc, iusques à la consumption de moitié dudict vin, puis la passer par vn linge bien blanc, & en beuuez tous les matins trois doigts.

Pour le mesme.

PRenez d'vne herbe nommée milium solis, & la mettez tremper auec vin blanc trois ou quatre heures, puis passez le tout dans vn linge, & le donnez à boire au malade.

Pour le mesme.

PRenez de la peruenche & d'icelle faictes ius, & en donnez à boire au malade, & luy continuez tousiours iusques à neuf iours, & il guarira.

E ij,

Pour le mesme.

PRenez la veſſie d'vn ſanglier
maſle, & de l'eau, qui eſt dedans, faictes en vſer par chacun
iour au malade vne petite cueillerée à ſon coucher & à ſon leuer,
& qu'il ſe garde de manger vne
heure apres.

Pour le mesme.

PRenez graine de perſil, graine d'ache, de pimprenelle, de
myrtils & de giroflée, & mettez
autāt d'vne que d'autre, & icelles
faut tremper enſemble dans le
plus fort vinaigre que pouuez
trouuer par l'eſpace de vingt quatre heures, apres mettés le tout
enſemble diſtiller en vne chapelle, & l'eau qui eñ ſortira, laiſſez luy ietter ſon feu trois iours,
& apres prenez en au matin à
ieun.

Apozeme pour le mesme.

PRenez racines de chicorée
sauuage & de perſil de chacun
deux onces, racines de chardon
roland, & de fenoüil de chacun
trois onces, racines de bruſcus, de
gloutteron, d'ache, de flambe,
& de campane de chacun vne once, de chiendent vne once & demie, aigremoine, chardon benit,
fraiſiers, ſaponaire, turquette,
des quatre capillaires de chacun
vne poignée, anis vne once, regliſſe & ſalſepareille de chacun
deux onces, faites les boüillir en
quantité ſuffiſante d'eau commune. C'eſt l'apozeme de Monſieur
Roland.

Pour la pierre.

3. PRenez vn plein chappeau
d'eſcorce de houx, autant

d'herbe nommée argentine, & vne douzaine de citrons, faictes le tout distiller ensemble en vne chapelle, ou en alembic à feu de sable,& en tirez le plus d'eau que vous pourrez, puis laissés reposer ladicte eau, l'espace de neuf iours, au bout desquels il en faut prendre deux doigts par chacun matin, & apres se promener; deux heures apres on peut prendre vn boüillon,& est le meilleur de garder la chambre. Nota qu'il faut mettre tremper ladicte escorce de houx en eau l'espace de vingt quatre heures auparauant de la mettre auec les autres choses pour en faire distillation. C'est par ceste eau que Monsieur d'Astrea esté guary.

Autre pour briser la pierre.

PRenez racines d'orties, & de raues, ou raiforts, & les faictes diftiller en chapelle, ou en alembic à feu de fable, ou de cendre, & vfez tous les matins de cette eau auec vn peu de vin & de fucre, & qui en voudra faire experience, mette vne pierre dans ladicte eau, & elle fe rompra & brifera en peu de temps.

Pour le mefme.

PRenez vn pot de la meilleure eau de vie que vous pourrez qu'on appelle l'efprit, autant d'eau de fraizes, & autant d'eau de perfii, demy pot de maluoifie vn petit piquante, ou vineufe, & qui ne foit pas douce : car la douce reftraint, & la piquante, ou vineufe relache, mettant les eaux de fraizes & perfil en vne phiole,

E iiij

auec l'eau de vie, & apres auoir
reposé enuiron l'espace d'vn
quart d'heure, prenez la maluoi-
sie, & la mettez aussi dans ladicte
phiole, y adioustant vne liure de
succre candy bien blanc, & broyé
bien menu, cela fait, laissez le
tout ensemble par l'espace de
huict iours, le remuant tous les
iours vne fois, apres vous le mettrez au Soleil huict autres iours,
puis le changerez de phiole tout
bellement sans remuer l'ordure,
qui sera au fond, qu'en osterez.
Cela faict vous la remettrez au
Soleil, & apres autres huict iours
la renuerserez en vne autre bouteille, comme deuant, & la remettrez encores au Soleil & trou-
uerez qu'elle s'esclaircira, & si elle
ne vous semble assez claire, vous
la pourrez de rechef reuerser en

vne autre bouteille, & continuer
ainſi iuſques à ce qu'elle ſoit bien
eſclaircie ; car tant plus elle eſt
claire, & tant meilleure elle eſt:
ainſi la pourra-on garder deux
ans. On en pourra bailler à boire
à celuy, qui eſt tourmenté de ia
pierre deux ou trois cueillerées
deux heures auant déieuſner, & y
pourra-on meſler, ſi on veut, vn
petit de ius de citron: mais les
citrons refroidiſſent par trop l'e-
ſtomach, ſi on en vſe ſouuent. Et
ſi on eſt par trop tourmenté de
ladicte maladie, on peut bien encores prendre & vſer de ladicte
eau vne heure deuant le ſouper,

Pour le meſme.

PRenez de la racine de chiendent demie liure, & la net-
toyez & ſecoüés bien doucement
ſans frotter ny oſter les petits fi-

laments, qui y tienent, ny mefmes la lauer : Pilés la dedans vn
mortier de marbre blanc ou autre pierre blanche bien dure auec
vn pilon de mefme ; fi faire fe
peut, y adiouſtant pour la mieux
piler vn peu de vin blanc cy apres
mentioné, apres mettez-la tremper en trois liures de bon vin
blanc, non gueres vieil, dans vne
phiole de verre bien bouchée,
de forte que cela ne fe puiſſe ef-
uenter durant trois iours à l'ombre, & en lieu où le Soleil ne donne point, & en vferez par trois diuers matins confecutifs, chacun
matin trois onces, iufques à ce
que le tout foit vfé, fans (durant
ledict temps) oſter lefdictes racines de dedans le vin.

Il faut prendre vn iour ou deux
auant que d'en vfer, vne prife

de pillulles de terebentine.

Pour le meſme.

PRenez deux pintes de vin
blanc pour reuenir à vne, où
l'on mettra boüillir vne poignée
de raues, ſçauoir le verd & le
blanc, couppée menu auec deux
bonnes poignées de pimprenelle, vne poignée de perſil auec ſa
racine, des coquerettes rouges
comme ceriſes deux ou trois douzaines, vne bonne poignée d'argentine, paſſés le tout, il en faut
boire à ieun & ſur iour, ſi l'on
veut, il faut auſſi prendre le vin:
cela faict vuider force pierres.

Pour le meſme.

PRenez vne pinte d'eau de
fontaine, & y meſlez deux onces de miel, & le faictes boüillir
& eſcumer, & lors qu'il n'eſcume
plus meſlez deux onces de pois

chiches, plus trois racines de chicorée fauuage, trois de fenoüil,
trois de perfil, trois de guimauues, & fi tant eft que lefdictes racines foient groffes, il n'en faut
que deux de chacune, puis quand
le tout fera demy bouilly, il faut
mettre deux onces des quatre femences froides grandes concaf-
fées, auec vn citron couppé en
trois, puis quand le tout fera ve-
nu à trois poffons, il le faut paffer
par vn linge blanc, & en prendre
le matin deux doigts deux heures
deuant déieufner, & autant deux
heures auant foupper, & continuer tant que les trois poffons
dureront. De Monfieur le Large.

Pour faire fortir la pierre.

PRenez vn fagot de farment
verd, ou fec, & vn fagot d'efcorce de febues, & les faictes tous

deux brusler en vne place bien
nette, & saffés tres·bien la cendre qui en viendra, & en prenez
le poids d'vn escu, & la mettez
tremper dans demy septier de
vin blanc l'espace de vingt quatre heures,&continués à en prendre neuf iours durant, & si d'aduenture l'estomach vous faict
mal,vsez de tablettes de diarrhodon, & que cela se face à ieun &
ne mangés de trois heures apres.

Pour la gonorrhœe.

4. PRenez de la fiente d'vn
bon chien la partie qui se
trouue blanche, faictes la seicher, & la mettez en poudre,puis
la faictes bouillir en eau rose ,&
de plantain ,& apres auec succre
rosat , & de la cire verte en faites
vnguent pour en oindre la teste

d'vne chandelle de cire, & la mettre dedans la verge.

Pour le mesme.

PRenez dix drachmes de casse,
trois drachmes de terebentine bien lauée, les deux meslés
ensemble, & soient pris, & à l'instant prenez deux onces d'huile
d'amendes douces, trois onces
de ius de citron, & autant de vin
blanc, & prendrez ledict breuuage vn quart d'heure apres, &
trois quarts d'heures prendrez vn
bouillon faict d'vne bonne poignée d'ortie tendre auec vn quarteron de bon beurre frais, & en
prendrez trois fois.

CHAPITRE VII.

Des maladies des inteſtins.

Pour la deſcente.

1. IL faut prendre des febues de deux ans bien
puluerifées, & les paſſer ; les
bourſes d'vn mouton noir auec la
laine, & les faire bouillir dans demie liure de graiſſe de pourceau
maſle dans vn pot neuf. puis adiouſtez vn peu de fleur de froment auec la farine des febues,
& pour dix ſols d'huile de baul-
me, & faire emplaſtre à mettre
ſur le mal, qui ſera guary dans
cinq iours, il faut rafraichir le mal
deux fois le iour auec ledict vnguent, & auſſi-toſt le tenir bien

bandé auec bandes & compres-
ses.

Pour le mesme.

FAut prendre des pommes
d'eglantier, qui sont comme
chastaignes estant en leur four-
reau, le plus que l'on pourra, &
les ouurir auec vn cousteau, &
prendre des petits vers blancs
qui sont dedans, & à chacun repas que fera l'enfant luy faire
manger les vers de cinq ou six
pommes dans sa bouillie, ou potage, & il sera guary en vn mois
ou six semaines.

Pour le mesme.

AYez des pommes d'eglan-
tier, & prenez ce qui est dedans, & l'ayant faict seicher, pilés-le dans vn mortier, & en mettés demie drachme dans la bouillie de l'enfant chaque matin,

en

en quinze iours il peut guarir.

Pour appaiser les tranchées des petits enfans.

2. PRenez de l'vnguent dit enulatum sans mercure, vne once, vn oignon bien cuict entre deux braises chaudes, pilés le tout ensemble, y meslant sur la fin vne drachme de theriaque, ou methridat, vous augmenterez la quantité selon qu'en aurez affaire.

Pour auoir bon ventre.

PRenez la graisse d'vn porc frais, & des bourroches, & les faictes boüillir ensemble, tellement que ledit porc soit pourry de cuire, & passez tout ensemble, puis humez le brouët, sans y mettre sel, ne verius.

F.

Pour appaiſer douleurs de ventre.

FAut prendre de la ſabine, de l'origan, de l'abſinte, & de l'aurone cuits en laict, & appliquer cela chaud ſur le ventre.

Contre le flus de ventre, & douleur d'iceluy.

3. PRenez du laict de vache, ou de cheure, ou de brebis, qui ait eſté tiré le iour de ſainct Iean Baptiſte, & de ce laict faictes fromage, & en donnez à manger au malade.

Pour flux de ventre.

PRenez vne douzaine d'œufs, & les mettez entre deux braiſes tant qu'ils ſoient durs, & puis prenez les moyeux auec ſerpoulet & les mettés diſtiller en vne chapelle, & de l'eau faictes en boire au malade vn doigt dans vn verre.

Pour le mesme.

PRenez du cœur de coings, &
le faictes bouillir en vin vermeil, & en faictes emplaſtres ſur
le petit ventre & ſur les reins.

Pour le mesme.

IL faut vn foye de mouton bien
ſain, & l'ayant faict extreme-
ment bouillir, il faut le bien piler
dans vn mortier de marbre, puis
le delayer auec du bouillon où il
aura cuit, apres en faire manger
au malade le plus qu'il pourra par
pluſieurs fois.

Pour le mesme.

PRenez des foyes de chappons
vieils, faictes les ſeicher au
four, & reduiſez en poudre, & en
prenez le matin le poids d'vn eſcu
dans du bon vin couuert.

Récepte experimentée pour flux
de sang.

4. PRenez des crottes de mu-
let auec melilot, & les fricaſſez enſemble auec de la graiſſe
de pourceau maſle, & luy en faictes vne fomentation entre deux
linges, & la rechauffez quand elle
ſera froide dans la poëſle.

Pour le meſme.

IL faut prendre vne petite cueillerée de la poudre, qui tombe
des pots de terre, quand le Potier les tire du four, & la deſtrem-
per dans de l'huile de noix tirée
ſans feu enuiron trois cueillerées,
& quatre cueillerées de bóne eau
roſe pure, puis faire prendre cela
au malade deſeſperé des Medecins, auquel ils auront oſté la cau-
ſe du mal par ſeignées & autres

remedes, cela se doit faire par
deux iours consecutifs le matin,
& qu'il ne mange de quatre heures apres, deux autres iours qu'il
face de mesme sinon que l'on n'y
doit pas mettre de la poudre de
Potier.

Pour le mesme.

PRenez du laict de vache le
plus frais tiré que faire se
pourra enuiron demy-septier, ou
ce que le malade en pourra boire, & ayez aussi gros que deux
noix de bon beure frais, & le mettez dans vn poeslon dessus le feu,
& quand il commencera à bouillir versez-le dedans le laict, & le
faictes boire au malade le plus
chaud qu'il pourra, & luy faictes
continuer à en prendre huict ou
neuf iours durant, & que ce soit à

F iij

ieun, & qu'il ne mange de deux
heures apres.

Pour les hemorrhoïdes.

5. PRenez le iaune d'vn œuf
frais auec aussi gros de po-
puleon, & les meslez fort ensemble, puis faictes-en de petits em-
plastres pour mettre dessus le
mal.

Pour le mesme.

PRenez demy quarteron de
vieil lard gras & le pilez dans
vn mortier, puis le lauez fort en
eau de plantain & de roses, puis le
meslés auec vne once de popu-
leon & vn iaune d'œuf.

Pour le mesme.

PRenez du verd de poireaux
sans replanter, & du vieil lard,
& pilés fort le tout ensemble, &
en mettés sur vn linge comme vn

cataplafme fur le mal, fans doute
il ofte le feu, & la douleur.

Pour le mefme.

PRenez vn gros oignon vieil,
& le faictes bien cuire foubs la
cendre chaude, pilés-le fort & y
adiouftés du fiel de bœuf, & en
faictes cataplafme fur le mal.

Pour le mefme.

FAut prendre graiffe de cor-
royeurs, nommée du fur-
point, & en graiffer chaudement
fur vn rechaut les hemorrhoïdes
par plufieurs fois.

Pour le mefme.

IL faut prendre de l'huile de
nauette, & la faire chauffer,
& en tremper vne compreffe, &
la mettre deffus la plus chaude
que l'on pourra fouffrir.

Pour le mesme.

IL faut prendre des choux rouges, & les ayant amortis sur le
feu les mettre dessus.

Pour le mesme.

IL faut piler de la parietaire, &
la mettre dessus les hemorrhoïdes, & la tenir dessus auec
vne compresse.

Pour le mesme.

PRenez racine de clymenum
cueillie deuant le Soleil leué,
coupés la par les nœuds, qui sont
dessus, enfilez en sept ou neuf
nœuds en vn fil de soye blanche,
qui n'ayt point seruy & la pen-
dez au col, a chair nuë, renou-
uellés cela tous les cinq, six, ou
sept iours, iusques à ce que soyez
guary & continués long temps,
iusques à entiere & parfaicte guarison.

Pour le mesme.

PRenez vn peu de sauon commun, deux gros de ceruse, demy gros de mine de plomb rouge, & vn gros de plomb raspé,
meslez le tout sur le feu auec vn
peu d'huile d'oliue, le reduisant
en forme d'vnguent espés, ou
emplastre, appliquez-en vn emplastre sur le fondement.

Pour le mesme.

AYez d'vne herbe nommée
tripe-madame, & en prenez
le ius battu en vn mortier de
plomb auec du vieil oing.

Pour le mesme.

PRenez vieilles sauattes, & les
mettez sur des charbons ar-
dents dans vne selle percée ou
chaire, & que le malade reçoiue
la fumée. La racine d'orpin y est
aussi tres-bonne.

CHAPITRE VIII.

Pour les gouttes.

PRenez des limaçons au-
tant qu'il en faudra pour la
partie affligée, & les broyez auec
leurs coquilles, & mettez fur vn
cent, enuiron vne cueillerée, ou
vne cueillerée & demie d'eau de
vie, & de cela faictes cataplafme
qu'appliquerez fur la partie.

Pour le mefme.

PRenez vne liure de graines
d'hieble, lauez les tres-bien
en eau de riuiere, ou de fontaine,
& les mettez entre deux linges
feicher à demy, puis pilez les en
vn mortier de bois auec vn pilon
de mefme, qui la faict venir en

paſtons, leſquels il faut mettre
en vn poeſlon, qui ſoit eſtamé,
auec vne pinte d'eau de riuiere, &
faire bouillir cela à petit feu, iuſ-
que à ce qu'il ſoit reuenu à moitié, puis le laiſſer refroïdir & prendre doucement auec vne cueilliere la creme qui eſt deſſus, qui
ſemble eſtre huile, & la mettre en
vne petite phiole de verre bien
bouchée, quand on a la goutte il
s'en faut frotter l'endroict où eſt
la douleur.

Pour douleurs, qui s'arreſtent en quelque
lieu, & qui trauaillent auec
violence.

FAut prendre creſſon, & le faire cuire en graiſſe de porc.
Cela appaiſe leſdictes douleurs.

Pour appaiser douleurs des nerfs.

FAut auoir vn pot neuf plombé, & prendre deux liures
d'huile d'oliue, deux ou trois petits chiens de neuf iours, & deux
douzaines de vernis de terre pris
aupres d'vne fontaine, puis prendre quatre doigts de vin blanc du
plus fort que l'on pourra, &
faire cuire tout ensemble, apres le
passer en vn linge, & y mettre
apres qu'il aura esté passé la groffeur d'vn œuf de moëlle de cerf,
apres meslés tout ensemble, & en
frottés la partie malade.

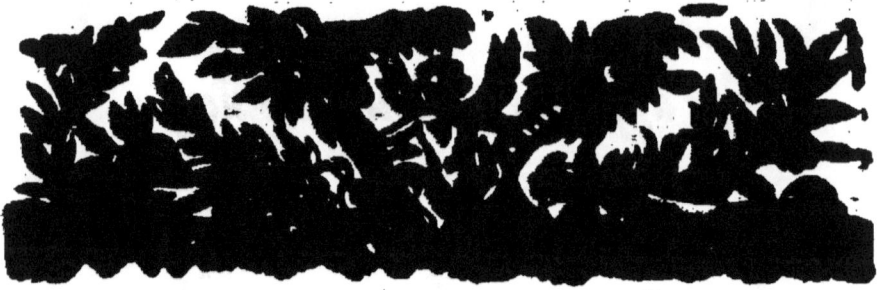

SECTION SECONDE.
Des maladies externes.
CHAPITRE I.
Des Tumeurs.

Pour guarir inflammations, ou tumeurs.

1. PRenez deux pommes de renettes, & les mettés cuire en eau rose, & estant bien cuictes, faictes vn cataplasme sur estouppes, lequel appliquerez sur la partie tumefiée ou enflée, & l'enfleure & inflammation s'en ira.

Recepte infaillible pour oster rune loupe
en quelque partie du corps qu'elle
puisse estre.

2.   IL faut tenir la personne, qui à la loupe proche du lieu, où accouche vne femme, & si tost qu'elle est deliurée, apporter l'arriere-fais de ladicte femme tout le plus chaud que l'on peut, & le mettre sur ladicte loupe, l'en bien frotter comme si on vouloit l esbranler auec cela, & mesme cependant que l'on va querir l'arriere-fais, il est bon de l'esbranler doucement auec la main. Ie puis asseurer en auoir veu des personnes gueries.

Pour d'artre----- en quelque lieu
qu'elle soit.

3.   PRenez vne escuelle fort salle, & ayez du linge blanc

de l'exiue & en bruslez deſſus le
cul de l'eſcuelle, & à l'endroit, où
il bruslera, reculez le drapeau
auec vn baſton, & habilement re-
cueillés vne huile iaune, qui ſortira, & la mettez deſſus la d'artre,
vous n'y en mettrez pas plus de
deux fois qu'elle guarira.

Pour les cors des pieds.

4. PRenez cire neufue, reſine,
poix nauale, terebentine,
eau forte, verd de gris, & en faictes vnguent.

Pour le meſme.

PRenez cire verte, gomme am-
moniac de chacun vne once,
verd de gris deux drachmes, pul-
ueriſez les deux en poudre, &
maniez fort la cire auec les mains,
afin de l'eſchauffer, puis en meſlant la poudre la faire boire à la

cire, & en faire des petits rouleaux, il faut tenir le pied l'espace
d'vn quart d'heure dans de la lexi.
ue assez chaude, puis enleuer le
plus doucement que l'on pourra
les peaux du cors sans le faire sei-
gner, apres il faut mettre vne petite emplastre toute chaude sur le
cors, & le bien enuelopper, & le
laisser quinze iours, au bout desquels on le defera, s'il y a encores quelques peaux, il les faut
oster doucement, & remettre vn
autre emplastre encore chaude,
asseurement il guarira.

CHAP.

CHAPITRE II.
Des vlceres.

Vnguent pour oster la tigne en vn mois,
ou cinq sepmaines, en sorte que les
cheueux reuiendront plus
forts qu'au parauant.

1. Renez cinq quarterons de poix noire, qui ne soit point grasse, demie liure de poix resine, auec vne pinte du meilleur vin blanc que l'on pourra, & mettre le tout dans vn pot neuf, & les mesler en fondant, puis auoir demy litron de bonne farine de froment, & la destrempez fort auec vn petit de vin blanc, com-

G

me ſi l'on vouloit faire de la boüillie;apres le tout eſtant fondu dans
le pot, lors qu'il aura boüilly
deux oû trois boüillons, il faut y
verſer la farine deliée, remuant
fort; puis quand il aura boüilly
quelque peu, tirer le tout, & en
faire emplaſtre;il en faut vſer tant
que toute la rougeur de la teſte
en ſoit hors, & qu'elle ſoit toute
blanche.

Remede tres-aſſeuré pour guerir la tigne ſans douleur, & ſans arracher le poil.

PRenez vne quantité de creſſon , & le faictes cuire auec du
ſein de porc: eſtant cuict, vous
eſpurerez vn peu de la graiſſe, &
eſtendrez le creſſon bien eſpois
ſur du gros linge double, dont
vous mettrez ſur tous les endroicts, où il y a de la tigne , & l'y

laisserez du soir au matin, vous
aurez comme vn petit cousteau
de bois, ou spatule, dont vous
ratisserez doucement, & s'il y a
quelque endroict, où il demeure
de la tigne, il y en faudra remettre, tant qu'il n'y en demeure
point : puis auoir du pissat de
mouton ou brebis, qui se trouuera dans leurs estables, dans des
creux où il croupit, l'ayant ra-
massé auec vne cueillier l'on le
passera, & le fera on tiedir, & auec
du gros linge double, l'on en
estuuera fort la teste, & tous les
endroicts, qui ont esté malades :
puis l'on mettra le linge, qui en
est moüillé sur la teste, que l'on
recouurira d'autres choses : Cela
se doit faire soir & matin, & il n'y
a si meschante tigne, qui sans faire autre chose, en continuant ne

soit guerie dans trois sepmaines,
ou vn mois.

Pour chancre venant à la bouche.

2. PRenez vne herbe, qui s'appelle, herbe dorée, autrement l'herbe de fil, laquelle vient
sur les murailles en lieu fort
froid, & est sa feüille petite &
ronde, & dessus ladicte feüille est
comme dorée, il la faut faire
bouillir, & s'en frotter.

Pour le Cancer.

PRenez des œufs frais venans
de la poulle, & en ostez ce qui
est dedans, & prenez la coque, de
laquelle osterez la petite peau,
qui est dedans, & puis mettez
lesdictes coques seicher dans vne
escuelle deuant le feu, & gardez
qu'elles ne se rouffissent, & en
faictes poudre la plus menuë que

pourrez, & en faictes boire au
malade tous les foirs, & tous les
matins auec du vin blanc, & qu'il
ne boiue, ne mange d'vne heure
apres.

Pour cancer foit és mammelles, ou autre part.

PRenez de la fiente de vache
recente, & la faictes diftiller
au bain marie, puis meflez bien
fort l'eau auec l'emplaftre de dia-
chilcos, & l'appliquez en forme d'emplaftre fur le chancre,
& auant que d'y mettre ledict
emplaftre, qu'il faut renouueller
ler deux fois le iour, vous penfe-
rez, & baignerez, ou frotterez
fort ledict chancre de ladicte
eau.

Pour le mesme.

PRenez huile rosat ou violat, &
le mettez en vn mortier de
plomb, le demenant & battant
bien fort par ledict mortier durant vingt quatre heures, iusques
à ce que l'huile vienne espois
comme vn vnguent, duquel il
faut frotter deux fois le iour ledict chancre, le couurant tousiours d'vn linge blanc, en trois
ou quatre doubles.

Pour Panaris, ou mal d'aduenture.

3. PRenez d'vne herbe appellée persicaria maculata qui
croist le long des eaux, & a la
feuille presque cóme plantain, &
croist bas, & a le cotton rouge, &
au milieu de la feuille, elle a vne
assez gráde tache noire, & en mettez dessus le mal, s'il n'y a quel-

que os de gafté, elle le fera fortir
fans faire mal , & s'il n'y a rien de
gafté elle le guarira incontinent.

Pour la brufleure.

4. PRenez demie liure de beurre bien frais , & vne affez
bonne poignée de fauge franche,
& deux ou trois brins d'hyffope,
& les mettés dans vn poeflon
auec le beurre, & prenez enuiron
dix ou douze feuilles de fureau,&
les pilés dans vn mortier , &
quand elles feront bien pilées,
mettés les dedans vn linge, & les
preffés, & en mettés le ius dans
le poeflon & vn petit de crotte de
poule de la plus blanche auec le
refte,& faictes bien boüillir cela,
tellement qu'il ne reuienne qu'à
la moitié pour le plus, & puis les

paſſés au trauers d'vn linge, & de
cela mettés-en tous les iours vne
fois deſſus voſtre mal, & ſi d'aduenture les feüilles de ſureau
ſont mortes, prenés en vne bran-
che, & leués-en toute la peau de
deſſus, & celle de deſſoubs qui
eſt verte, ratiſſés-là, & la mettés
dans le poeſlon, au lieu du ius de
la feüille.

Pour le meſme.

PRenez du lard gras, & le raclés auec vn couſteau en de
l'eau de plantain battant bien ladicte ratiſſeure auec ladicte eau,
dont vous frotterés doucement
la bruſleure, & la mettrés deſſus
l'enueloppant auec vn linge, &
cela guarira incontinent.

Pour le meſme.

PRenez vn oignon, & le pilés
à demy, ou concaſſés, & le

mettés sur la brusleure, & l'en-
ueloppés.

Pour le mesme.

PRenez du lard, & l'enflam-
bés auec espics de bled, & le
faictes dégoutter sur de l'eau
froide ; & de la graisse en oignés
le mal.

Pour adoucir les nerfs, ou varices d'vne femme grosse.

5. PRenez huile d'amádes douces tirée sans feu vne once &
demie, beurre frais, six drachmes,
le tout soit fondu sur les cendres
chaudes, puis frottés en lesdictes
varices.

Pour guarir les loups des iambes en quinze iours infalliblement.

6. IL faut prendre six liures de
poix, dont vsent les Saua-

tiers, & la mettre tremper en vn
feau d'eau de riuiere huict iours
au moins auant que s'en feruir, &
iamais ne l'ofter de l'eau tant que
l'eau durera, car tant plus elle eft
vieille tant mieux elle vaut; elle
fe peut garder deux ou trois ans.
Il faut donc prendre vne liure de
cette eau, auec quatre onces du
meilleur poiure, qui fe puiffe
trouuer, & le mettre en poudre,
ce qu'ayant faict il le faut boüillir
dans ladicte eau, & auec vn linge
faire vn emplaftre de cela fur le
mal, & le mettre le plus chaud
que le malade pourra fouffrir, &
en cette façon le penfer deux fois
le iour.

L'eau qui fe trouue fur la poix
en defonçant le tonneau, vaut
mieux que celle où a trempé la
poix.

Remede pour guarir des maux que l'on croit incurables, d'enfleures, de vieux vlceres, & autres.

IL faut prendre vne teste de mouton auec la laine & la faire cuire en eau de riuiere auec aussi pesant qu'elle est de lierre terrestre, lors que la teste sera bien cuicte, & que tous les os seront laschés, il faut tirer & le lierre, & la teste, & les piler tant qu'on pourra, puis les faire rebouillir dans le ius, où ils ont cuict, tant que cela soit reduict en cataplasme, lequel on fera chauffer, & on estendra bien espois sur du linge, que l'on mettra sur le mal : pour la premiere fois on l'y laissera vingt quatre heures, & apres on le changera soir, & matin.

CHAPITRE III.

Des Playes.

Pour vne fouleure, & pour rasseurer
les nerfs foulés.

1. **P**Renez vne bonne poignée de roses de Pro-
uins seiches, & la mettés dans demy septiers de vin fort couuert,
& le faictes bien bouillir dans
vn poeslon, & de cela estuués
en le plus chaudement que pour-
tez vostre mal, & puis mettez les
roses dessus, incontinent la douleur s'en ira.

Pour guarir vn pied tors.

PRenez si tost que serez blessé
de la fiente de vache bien

fraiſche, & la fricaſſez auec du beurre bien frais dans vne poeſle, & en enuellopez le mal le plus chaudement, que vous pourrez, & au bout de vingt quatre heures, ayez de la tenaiſie, autrement de l'herbe aux vers, vne bonne poignée ou deux, & la faiⅽtes amortir deſſus vne pelle bien chaude, & la mettés la plus chaude que vous la pourrez endurer deſſus le mal, & continués à y en mettre iuſques à ce que vous ſoyez guary.

Pour guarir vne coupure, ou heurture en moins de trois iours.

2. SI toſt que vous ſerez bleſſé, prenez le verd d'vn porreau ſans replanter, & le pilez auec deux ou trois grains de ſel, & le mettez deſſus le mal, & le

laissez vingt quatre heures, & au bout de cela, s'il n'est tout net guary, remettez-y en encores autant, & pour certain de la seconde fois il guarira.

Pour morsure de chien.

3. FAut lauer la playe, & puis fendre vne vieille feue en deux, & la monstrer au feu, & du costé l'appliquer sur chacune leure de la playe, cela se prend, & la feue tombe estant guary.

Pour morsure d'vn chien enragé.

PRenez plusieurs noix, & les machez à ieun, & les mettez sur le mal.

Pour piqueure de vines, ou autre venin.

4. FAut lauer la piqueure & coupper vn oignon, & le

mettre deſſus, il n'y viendra aucun inconuenient.

SECTION TROISIESME.

Des maladies des Femmes.

CHAPITRE I.

Des maladies qui arriuent deuant
la groſſeſſe.

*Pour l'amarri , ou colique des
femmes.*

1. Renez huile de gés, &
en frottés tout le ven-
tre depuis l'eſtomach
iuſques au bas, & s'il eſt poſſible
que ce ſoit deuant le feu.

Pour le meſme.

PRenez du gés, & le faiƈtes
pulueriſer deuát vous, eſtant

fort difficile à puluerifer pour estre gommeux, prenés de la poudre d'iceluy, & la mettant fur de la braife viue aualez-en la fumée le plus que vous pourrés.

Pour prouoquer les mois, & ayder l'accouchement.

2. PRenez fummités de fainier, dictame, de Crete, racines -de pain de pourceau, myrrhe bien choifie, racine d'ariftoloche ronde, canelle choifie, faffran de leuant, de chacun vne drachme, reduifés le tout en poudre, & en faictes prendre le poids d'vn efcu auec cinq ou fix onces de decoction de poix chiches, racines de perfil, de guimauues, & chardon à cent teftes, & demie once de fyrop d'armoyfe, vne once & demie de fyrop de capilli veneris.

neris. Notez que si à chaque prise
vous y adioustés vn grain de can-
tharides, vous rendrés le remede
plus prompt, & de plus grand
effect.

Pour exciter les purgations.

PRenez racines de guimauues,
de lis blanc, semence de lin,
fenouil commun, mercuriale,
herbe à chat ou nepeta, parietaire, fleurs de camomille, & de mille
pertuis, de chacun tant que voudrez, & en faites decoction, &
dans vne liure d'icelle vous dissoudrez de la hiere, & terebentine de Venise dissoute de chacun
demy once : faut dissoudre la terebentine en vin blanc auec vn iaune d'œuf, d'huile d'hypericon demy once, dont l'on fera clystere.
De la decoction susdicte soit fai-

&c fomentation en vefsie de porc.   P. M. de Raiz.

Pour le mesme.

PRenez farriette, hyffope, & d'armoyfe de chacun vne poignée, faictes bouillir le tout en moitié d'eau & de vin blanc, tant qu'il foit reduit à la moitié, puis mettez vn quarteron de miel fort efcumé, & prendre le poids de trois efcus de canelle dedans vn linge en plat; & pour garder la fuffocation de matrice, du galbanum & de la ciuette, & l'appliquez fur le nombril.

Pour le mesme.

PRenez de l'hyffope vne fort bonne poignée, & la mettez boüillir dans vn petit pot auec de l'eau, & quand elle aura bien bouilly, vous laifferez refroidir l'hyffope dans l'eau, & quand elle

fera froide, mettés l'hyſſope dans
vn linge, & le preſſez, & de cette
eau prenés-en par trois matins : ſi
les ayant, vous ne les auez pas
aſſez, prenez enuiron vn doigt de
ſyrop de capilli Veneris, auec
deux doigts de vin blanc, & ne
mangez d'vne heure apres.

Pour le meſme.

PRenez racines d'ozeille, &
de rubia tinctorum, dicte ga-
rance, de chacun vne once, frai-
ziers auec leurs racines vne poignée, ferez le tout bouillir en quatre pintes d'eau, reuenart à trois.

Pour exciter les purgations infalli-
blement.

PRenez teſte de ſouris vn manipule, ſauinier vn mani-
pule, pilez vn peu cela, & le faictes tremper toute vne nuict dans
vin blanc, puis le paſſés le ma-

tin, & le faictes prendre à celle
qui les veut auoir.

Autre infallible.

PRenez racines de flambe &
de fenouil de chacun vne once, racine de soucy demy once,
pimprenelle vn manipule, concaffez lefdictes racines & la pimprenelle, & les mettés tremper
toute vne nuict dans demy verre
de vin blanc, & le paffez le matin,
& le faictes prendre à la per-
fonne.

Pour le mefme.

PRenez d'vne herbe qui s'appelle burfa paftoris, & la
broyez, & faictes boire à vne femme auec vin blanc ou potage, &
fans point de faute, cela les fera
venir, mais gardez d'en prendre
trop, & fi aucunes ne les peuuent
auoir, qu'elles y mettent du faf-

fran, & qu'elles en boiuent le foir
& le matin, & incontinent elles
auront leurs fleurs.

Pour guarir vne femme, qui a perdu
fes fleurs.

PRenez du laurier, qui ait efté
benift au iour de Pafques fleu-
ries, & détrépez les feuilles auec
vin ou autre chofe, & le broyez
en vn mortier, puis en donnés
à boire à la malade, qui aura trop
longuement fes fleurs retenus,
& elle guarira : aucuns afferment,
que boire par trois iours chacun
matin vne once de racine de galenge en poudre, auec du brouët
de chappon guarit cette retention de fleurs.

Pour ofter les fleurs blanches.

3. IL faut mettre bouillir deux
pleines mains de rogneures

de moruë auec de l'eau de riuiere,
enuiron cinq, ou six bouillons,
puis jetter parmy le poids de demy escu d'ambre gris pur, & de
cette eau il faut prendre la fumée
cinq, où six fois le iour, le soir
oster ladicte moruë, & retenir
l'eau, ou elle aura cuict, & le lendemain en remettre cuire d'autre, & s'il n'y a assez d'eau en remettre d'autre, sans y adiouster
de l'ambre gris, que ce qui a esté
mis la premiere fois, & continuer
le plus long temps qu'on pourra,
comme huict ou dix iours, & sans
doute l'on guarira.

Pour le mesme.

PRenez racines de chardon
gris, racines de fenouil, racines de persil.

Pour le mesme.

IL faut prendre neuf iours durant le declin de la Lune le poids d'vn escu de roses de trumier blanc reduictes en poudre auec deux doigts de vin blanc.

Pour le mesme.

FAut prendre vn grand fer de cheual, & le faire rougir, puis auoir deux pintes de laict venant du pis de la vache, & en arrouser ledict fer, & que celle, qui les a, se mette au dessus, & en prenne la fumée par plusieurs fois au matin durant le declin de la Lune.

Pour inciter femme à auoir des enfans.

FAut auoir du laict tout venant du pis de la vache plein vn bassin, & vne assés bonne quantité de crottes de brebis, toutes chaudes, & les mettre dans

le laict, & que la femme se tienne
deux heures dessus.

Pour le mesme.

IL faut prendre les trois pre-
miers iours de May par chacun
matin vne feuille de melisse, ou
deux, blanche aluyne, agripau-
me, aigremoine, herbe à chat,
& broyer lesdictes feuilles auec
deux, ou trois grains de sel, puis
les manger à ieun, & ne manger
de deux, ou trois heures apres,
& puis continuer ledict mois à
prendre tous les matins vn œuf
bien frais auec vn petit de soye de
Verone cramoysie hachée bien
menue, meslée auec le iaune
d'œuf, & ne manger de trois heures apres.

Pour le mesme.

FAut prendre vn morceau d'es-
carlatte rouge de la plus fine

& mieux teincte, & en faire vne
petite bale, comme pour iouer à
la paume, remplie de tonfure
d'efcarlatte, puis la mettre tremper vingt quatre heures en huile
Laurin, & la mettre dans l'vterus
de la femme, longue efpace, puis
deux heures auant le coït prendre
vn œuf frais, & mettre dedans
deux drachmes de fouphre bien
puluerifé, & que le mary prenne
deux grains de ciuette fur la partie genitale.

Pour le mefme.

PRenez le poids d'vn efcu
d'ambre blanc à trois fois
dans du vin.

Poudre en forme de peffaire.

PRenez vne once de meliffe re-
duicte en poudre auec deux
citrons fecs.

CHAPITRE II.

Des maladies durant la Grossesse.

Pour user durant la grossesse afin de porter son enfant à terme.

LA femme grosse boira dans son vin de l'eau d'esquine, & fasse pareille, ou ladicte eau toute seule, & prendra aussi deux tablettes la sepmaine, mettant deux ou trois iours de distance entre les deux, elles sont propres à fortifier l'estomach, & font faire quelques fois vne selle, quelquesfois point, selon l'abondance des humeurs, il n'est point necessaire de garder regime autre que cela, ny de te-

nir la chambre ; & n'est pas necessaire de prendre de bouillon
apres, elles se peuuent prendre
toutes seiches, ou si on ne les a
aggreables seiches, l'on les peut
dissoudre dans vne cueillerée ou
deux de bouillon, mais elles pro-
fitent plus prises seiches. Pour
l'eau d'esquine, & salse pareille
l'on a accoustumé à deux pintes
d'eau mettre vne once de salse pareille, & demy once d'esquine,
infusée toute vne nuict, puis le
matin luy donner cinq ou six
bouillons, elle n'a aucun mauuais goust dans le vin. Vsant de
ce regime, i'ose asseurer qu'elle
portera son enfant iusques à terme, & bien sain : c'est chose experimentée.

Tablettes pour conseruer l'enfant, def-
  quelles eſt faiɛt mention cy deſſus.

PRenez macis, ſandaux, reubarbe, perles, corail, ſené,
de chacun vingt cinq grains, auec
cinq onces de ſuccre, & faut faire
tablettes peſantes chacune trois
drachmes. De l'ordonnance de
Monſieur Ponſon.

Pour retenir l'enfant.

2. PRenez vne once & demy
de ladanum, galles, noix
muſcades, bol armenic, noix de
cyprés, terro figillée, mirtilles, roſes rouges, ſang de dragon, ba-
lauſte de chacun vne demy
once, hypoquiſt, oliban, eſcorce
de grenade, acacia, de chacun
trois onces, camphre deux onces, ſaffran deux ſcrupules, ne-

nufar fix drachmes, foit fait emplaftre.

[handwritten annotation]

Bouillon pour le mefme.

IL faut prendre neuf petites ci-
mes de mariolaine, autant de
rofmarin, & autant d'hyffope &
les fort piler dans vn mortier
auec vne petite roftie de pain,
trempée en vin couuert, qui foit
fort bon , il faut auffi adioufter
demie drachme de terre figillée,
& autant de coral rouge, puis il
faut auoir du beurre auec de
l'eau, qu'il faut faire bouillir auec
deux ou trois grains de fel , & y
adioufter tout ce que deffus fans
eftre paffé, mais feulement bien
pilé ; cela fera merueilles.

Pour empefcher que l'enfant ne defcende trop bas.

IL faut vn efcuffon de tafetas, qui prenne depuis l'eftomach iufques au nombril, & qu'il y ayt dedans de la pierre d'aigle, d'aimant, de biftorte, termentille, ambre, faffran, ciuette, feüilles d'abfynthe, mariolaine, menthe, lierre terreftre, toutes defeichées & reduictes en poudre, & de tout faire efcuffon auec du cotton.

Pour faire qu'vne femme, qui femble eftre prefte d'accoucher, fon enfant eftant abaiffé remontera.

3. FAut que la femme fe mette au lict, puis prendre du baume franc, de la mariolaine, du rofmarin, & fricaffer le tout en beurre frais, & le mettre en

vn linge delié & appliquer chaud
fur le nombril.

Pour faire qu'vne femme, qui aura
vne toux qui aura cauſé déplace-
ment de ſon enfant, & meſme qu'elle
ne peut tenir ſon eau, ſon enfant ſe
remettra en ſa place.

IL faut qu'elle tienne le lict,
puis qu'on luy face prendre
vne once de miel roſat auec deux
doigts de vin blanc l'eſpace de
deux ou trois iours à ieun, & aſ-
ſeurement l'enfant ſe remettra, &
s'il n'y a quelque choſe de mauuais, il ſortira.

Pour faire vn lyſtere pour vne
femme groſſe.

4. PRenez mauues, guimau-
ues, parietaire, mercuriale, fleurs de camomille, melilot,
aneth, en cette decoction diſſou-

dés catholicon, miel violat, ſuccre rouge, de chacun vne once;
ſoit faict clyſtere, qui ne ſoit donné que tiede, cela ſe peut bailler
à toutes femmes groſſes ſans mal
faire, les fleurs de melilot & d'a-
neth ſe doiuent mettre boüillir
ſur la fin de la decoction, & le
tout couler enſemble.

Pour appaiſer les douleurs d'vne femme
groſſe, ſpecialement ayant le flux
de ventre.

5. PRenez de la menthe, de
l'abſinthe, des roſes de
Prouins, le tout ſoit cuict en vin
vermeil, & haché fort delié, mis
en deux ſachets de linge, appliquez ladicte fomentation ſur le
ventre: ſoient faicts les ſacs de la
longueur de la main, & de huict
doigts de large,

CHAP.

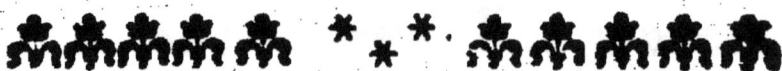

✿✿✿✿✿ *✱* ✿✿✿✿✿

CHAPITRE III.

Des remedes qu'il faut faire durant le trauail.

Pour exciter les douleurs à vne femme en trauail d'enfant.

1. PRenez graine d'aneth, baume demie poignée, & les mettés dans vn rechaux, où il y aura du feu de charbon, puis prendre vn entonnoir, que mettrez pour affubler & couurir le rechaux, puis en faire prendre la fumée à la femme, qui fera en trauail.

Pour soulager la femme en trauail.

2. PRenez deux onces d'huile d'amendes douces recente tirée sans feu, vne once & demie de syrop de capillaires, deux onces de vin blanc, le tout ensemble, meslés bien en vne phiole, donnez le à la malade.

Pour eslargir femme pour enfanter.

3. PRenez deux ou trois oignons les plus blancs que pourrés trouuer, & les pelés, puis les mettés fort cuire en huile, puis prenez tout en vn drapeau, & le pressés fort, & de ce qui en sortira frottés en son ventre fort souuent.

Pour faire accoucher promptement,
mesmes pour faire venir l'ar-
riere-faix.

4. PRenez calamente demie
drachme, du fabin, & de
l'ambre iaune de chacun deux
fcrupules, de l'eau de canelle, ou
de ruë, ou d'hyffope, il faut prendre ledict breuuage, quand l'enfant eft tourné la tefte ou les
pieds en bas, & à l'heure que les
angoiffes, & tranchées prendront. Ledict breuuage eft auffi
fingulier à faire venir l'arriere-
faix.

Pour rendre l'accouchement aifé
& facile.

PRenez melilot, camomille,
laurier, rofmarin, mauues,
guimauues, mariolaine fauuage,
poulliot, lierre terreftre, & rofes

feiches, de chacun vne poignée, mettés tout dans vn pot neuf ver-
niffé ; & le faictes boüillir en eau
de riuiere vn bon boüillon, puis
prenez deux poignées de graine
de lin , & pour enuiron deux
liards de graiffe de porc, qui ne
foit point falée, mettez tout dans
le petit pot, & le faictes boüillir
iufques à ce que les herbes foient
cuictes , & quand on oftera le pot
du feu, qu'il ne s'en faille que
deux doigts, qu'il ne foit plein,
puis le laiffez refroidir ; apres
prenés la graiffe de deffus, & la
mettez en vne vaiffelle, & faites
chauffer le pot tous les matins
bien chaud & le mettez en vne
chaire percée, qui foit bien étoup-
pée de tous coftés, & que la femme groffe fe mette deffus ladicte
chaire le plus pres qu'elle pourra

dudict pot, & en endure aux parties baſſes la fumée & chaleur l'eſpace de demie heure, ou plus, &
s'eſtant faict eſſuyer doucement
d'vn linge, prenne la graiſſe qu'on
aura tiré de deſſus le pot, & l'en
faut frotter deuant le feu ainſi
comme deſſus, à ſçauoir le ventre
depuis le nombril en bas, & les
aines, & les reins, depuis la ceinture iuſques au cropion, & qu'elle
s'enueloppe d'vn linge, ne laiſſant d'aller & venir à ſes affaires,
cela ſoit faict douze ou quinze
iours auant ſon terme.

Pour le meſme.

PRenez des cheueux de por-
reaux, laués les bien nets, faictes les cuire, & apres piler, ou
bien les pilés ſans cuire, puis
apres les fricaſſez auec graiſſe de
porc, & vous en frottez deuant le

feu le ventre, depuis le nombril
en bas, & les aines, & les reins,
depuis la ceinture iufques au cropion, & enuellopés d'vn linge, &
faictes cela trois iours deuant le
terme d'accoucher.

Pour vuidange de faux germe, &
retention de mois.

5. PRenez le poids d'vn efcu de
noyaux de dattes auec vn
peu de canelle reduicts en poudre, & le faictes prendre auec vin
blanc à la femme.

Clyftere pour prouoquer l'accouchement,
& faire vuider vne mole.

FAut prendre vne poignée de
feüilles, ou racines de guimauues, demie poignée de ruë,
& de camomille, vne poignée de
mercuriale, ou parietaire, s'il s'en
trouue, d'armoyfe, & de fauinier

de chacun demie poignée faictes
boüillir le tout en eau & vn peu
de vin blanc, comme pour faire
deux clyfteres, le tout eftant bien
cuict, faictes en couler enuiron
trois quarterons: car il ne faut pas
tant de decoction, qu'à vn autre
clyftere, & dans cette colature
diffoluez electuaire lenitif, ou
caffe, & benedicte laxatiue, &
diaphœnic, de chacun demie once, trochifques d'armoife deux
drachmes, trochifques, ou poudre bien puluerifée de coloquin-
te demie drachme, huile de ruë
demie once; du tout faut faire
clyftere, & le donner comme il
appartient: demie heure auparauant que le donner feroit bon appliquer dans vne bande bien liée
demie drachme de catharides par
le dedans de la cuiffe. De Rouelle.

I·iiij

Clystere anodin pour empescher qu'il ne
se face aucune concauité au corps
de la femme apres l'extra-
ction de la mole.

PRenez choppine de laict de
vache, autant d'eau, soit
boüillie auec bouillon blanc, cen-
tinode, & plantain de chacun
vne poignée, auec vne pincée de
roses, faictes bouillir le tout ensemble, & soit coulée la decoction, en laquelle dissoudrez
deux iaunes d'œufs, demie once
de catholicon, vne once de succre fin, du tout soit faict clystere.

---

*Pour faire rendre l'enfant mort, ou
l'arriere-faix.*

PRenez quatre doigts d'eau
de sureau, & la donnez à la
malade.

Clystere pour vne femme, qui n'est pas
bien deliurée de son arriere-faix,
ou qui aura accouché d'vn
enfant mort.

PRenez mercuriale, violiers de
Mars, mauues, guimauues,
parietaire, bete, fleur de camomille, melilot, aneth, coulés le
tout, estant cuict ensemble, dis-
soudez en ladicte decoction benedicte six drachmes, hiere & catholicon, de chacun demie once,
miel mercurial, & beurre frais de
chacun deux onces, du tout faictes clystere, & le baillez assez
chaud.

Pour la femme, qui n'aura pas esté bien
purgée en sa couche.

7. PRenez bourroche, buglose de chacun vne poignée,
racines de chicorée sauuage, &

de patience de chacun vne once, endiue, ſcariole, & houblon de chacun demy poignée, ſoit faicte decoction, en laquelle vous ferez bouillir demie once de ſené bien nettoyé, & que le tout reuienne à vn poſſon, ou vn peu moins, en laquelle decoction vous ferez infuſer reubarbe vne drachme, & l'ayant paſſée le matin, y diſſoudrez catholicon & diaprunis ſolutif de chacun vne drachme & demie, ſyrop de roſes palles vne once ſoit faicte la medecine.

Pour exciter les purgations aux femmes accouchées.

PRenez lis blancs, racines & feüilles vn quarteron, racines, feüilles, & ſemence de maues blanches pareille quantité, feüilles d'armoyſe, eſpargoutte, & mercuriale, de chacun deux poignées, feüilles de betoine, graines de génieure, ſemences de lin, anis & fenouil de chacun vne once, ſoit le tout bouilly en eau & la quatrieſme partie de vin blanc, & faictes decoction, dont ſera faicte la fomentation auec vne velcie entre les cuiſſes, ou auec vne eſponge ſur le ventre inferieur.

CHAPITRE IV.

Des remedes apres l'accouchement.

Clystere pour vne femme en couche.

1. Renez demy septier &
demy de laiɛt, & le
faiɛtes bouillir, puis le
versez dans vn plat, & mettez
fondre vn quarteron de beurre
frais, puis quand il sera fondu,
adioustez-y vn quarteron de bon
miel commun, & de cela baillez
clystere.

Autre pour donner dix ou douze iours
apres l'accouchement.

PRenez mauues, guimauues,
parietaire, seneçon, violiers
de Mars, armoyse, mercuriale, &

en faictes vne decoction, mettans
de chacun vne poignée, faictes
les bouillir vne heure qu'ils re-
uiennent à trois demy septiers,
vous en prendrez demy septier &
demy auec deux onces de miel
mercurial, ou si la femme s'est
assez purgée, prenez du miel rosat, vne once de catholicon, deux
onces de beurre frais meslez tout
ensemble, & en faites vn laue-
ment.

Pour restraindre la nature de la femme,
apres son accouchemens, les der-
niers iours de sa couche.

2. PRenez nature de baleine
vne once, escorce de gre-
nade, balauste, noix de cyprés,
noix de galle, alum de roche, roses de Prouins, semences de plantain de chacun vne once, centino-

de demie poignée, le tout concaſſé & cuict en vn ſachet de la
longueur de la nature, apres
auoïr fomenté trois, ou quatre
fois, ou plus auec vne eſponge
aſſez grande, vous oſterez ladicte
eſponge, & y mettrez le ſachet
deſſuſdict, puis le bandez, &
qu'il demeure ſur l'endroict le
long de la nuict.

Dernier eſtuuement à la fin de la couche,
pour conforter & reſtreindre.

PRenez d'vne herbe nommée
renouée vne poignée, roſes
de Prouins, eſcorces de caſſe, eſcorces de grenade, balauſtes,
graines d'eſcarlate, noix de galle,
& noix de cyprés de chacun deux
onces, alum de glace, & tan de
chacun quatre onces, toutes leſdictes drogues concaſſées, excepté les roſes & la renouée, mi-

ses toutes ensemble dans deux
fachets, en vn pot neuf auec
choppine d'eau de prunelles, pinte de gros vin noir, & pinte d'eau
de forge, & choppine d'eau de
myrthe, il faut faire bouillir le
tout à petit feu l'espace d'vne
heure, & en prendre quand l'on
voudra estuuer, & lors qu'il n'y en
aura plus guieres, il faudra chauffer les fachets, & les laisser long
temps sur la partie.

Pommade pour les rides du ventre des femmes nouuellement accouchées.

3. PRenez góme arabic, gomme tragacant, femences de
coings, de chacun deux drachmes, racines de guimauues demie once: soit le tout infusé en
eau commune par l'espace d'vne
nuict, en la colature adioustez

graiſſe de pourceau & d'oye de
chacun quatre onces, graiſſe de
porc lauée en eau roſe trois onces, cire blanche quatre onces,
feuilles de camomille, & d'aneth,
de chacun vne once, faictes pommade, & en oignez le ventre.

Cerat pour oſter les rides du ventre, &
des mammelles d'vne accouchée.

PRenez huile d'amandes douces & ameres tirée ſans feu,
de chacun deux onces, nature de
baleine de la plus blanche vne
once & demie, cire grenée vne
once, le tout ſoit fondu enſemble dans vn pot neuf, qui trempe
en eau bouillante, le tout fondu
lauez le par trois, ou quatre fois
en eau roſe & de plantain, & en
frottez le ventre & tetins, & mettez vn linge deſſus, & faut faire
cela trois, ou quatre fois.

*Pour les fentes du ventre d'vne ac-
couchée, & pour celles qui ont les tetins gastés de marques noires caufées
par la dilatation du cuir de la trop
abondance de laict.*

SI toft que la grande abondance de laict fera paffée, il faut
prendre de la nature de baleine,
& de vieil huile de mille pertuis,
& les fondre enfemble en forme
de liniment, puis en frotter les
endroicts gaftez du fein & du
ventre, & auoir du maftic le plus
clair & beau que l'on pourra
choifir, le reduire en poudre fort
fubtile, & enpoudrer tous les endroicts gaftez, & en faire de mefme deux fois le iour, & mettre
les toiles cirées deffus, de peur
que lefdictes drogues ne fe pren-
nent au linge. Ayant vfé cinq ou
fix iours du liniment fufdict, au

K

lieu d'iceluy il faudra frotter tous les endroicts gastez d'huile de myrthe, & continuer de poudrer de poudre de mastic.

Pour faire toile cirée pour le ventre &
pour tetins des femmes nouuelle-
ment accouchées.

PRenez cire blanche, demie liure, huile d'amandes douces, & terebentine de Venise, lauée en eau de plantain & de roses de chacun vne once & demie, nature de baleine vn once, faictes fondre le tout ensemble, puis meslés y vne once de ceruse de Venise, trempez de la toile de lin, ou de Hollande dedans, & faictes ainsi que dessus.

Autre roile.

PRenez huile d'oliue, demie
liure, cire neufue, & litharge d'or fort lauée & feichée de
chacune vn quarteron , faictes
cuire en confiftence plus dure
qu'emplaftre , & y trempez des
linges, que vous detirerez , & lif-
ferez ainfi que deffus.

Pour faire les peaux ci-tes.

IL faut prendre deux peaux de
canepin, ou de cheurotin bien
purgées, & de bonne odeur, puis
prenez quatre onces de cire blanche grenée, vne once de fuif de
cerf, vne once & demie de fuif de
daim, deux onces d'huile de femences froides , ou bien d'amandes douces.

Premier que d'appliquer lefdictes peaux, il faut oindre la partie auec l'vnguent cy apres.

Vnguent.

PRenez vne once de moüelle de bœuf, vne once & demie de graiſſe de geline, & trois drachmes d'huile de noix muſcade, & de tout en faut faire en forme de cerat, ou vnguent.

Pour celles, qui veulent perdre leur laiƈt.

4. PRenez du chanure, & en faiƈtes des ronds de la largeur d'vne aſſiete, & de l'eſpaiſſeur d'vn teſton piquez fort proprement, & y faiƈtes de petits trous au milieu, puis prenez deux onces de cire neuue, quatre onces de bon miel commun fort eſpois, vne once d'huile roſat, & autant de beurre frais, auec vn filet de vinaigre, le tout fondu & meſlé, il faut, l'ayant laiſſé quelque

peu refroidir en le meſlant touſiours, mettre auec la cueilliere
deſſus les ſuſdicts ronds, & auec
le dos de la cueillier les eſtendre
à demy doigt pres du bord, puis
lors que l'on penſe la femme, il
les faut mettre de loing deuant le
feu, ſur des aſſietes, affin de les
appliquer tiedes, & auparauant
il faut faire vne embrocation
d'huile roſat, & de vinaigre ſur
les tetins.

Pour les tetins de celles, qui veulent
perdre leur laict, leſquelles ne ſont
ſubjectes aux fluxions.

PRenez premierement tere-
bentine de Veniſe, huile de
myrtilles, & huile roſat, de chacun
vne once, ſaffran vn ſcrupule,
fleur de ſeigle demie once auec
vne once de cire vierge lauée
d'eau roſe, puis refonduë & in-

corporée auec les fufdicts remedes, dont s'imbiberont des
ronds de linge, puis foudain apres
l'accouchement feront appliquez
tiedes fur les tetins, ce remede
appetiffe quelque peu le fein, aucunes le defirent, & d'autres le
craignent, c'eft pourquoy il y
faut prendre garde.

Pour faire reuenir le laict.

5. PRenez macis, poiure long,
     daucus, de chacun vn fcru-
pule, fenoüil, anis, & canelle de
chacun deux fcrupules, faictes
en poudre, & en prenez au matin
vne drachme dans du bouillon
de pois chiches.

Pour faire vnguent pour resoudre le mal,
qui vient au tetin.

6. PRenez six cueillerées de farine de froment deux cuei-
lerees de miel & autant de sein
doux, deux iaunes d'œufs, faut delayer le tout enséble sans le mettre sur le feu, cela se faict en vnguent : qu'il faut mettre sur vn
linge & l'appliquer sur la mam-
melle, & le renouueller deux fois
le iour, tant que le mal soit re-
soult, ou prest à percer.

Pour garder que les tetins ne pen-
dent iamais.

7. PRenez vn œuf de perdrix, &
en enuironnez d'iceluy par
trois fois les tetins d'vne fille, &
pour certain iamais ne luy pen-
dront comme afferme Pline qui

K iiij

tient cecy eftre chofe vraye: dit en
outre ledict Pline, que fi vous oignez lefdicts tetins d'vne fille pu-
celle du ius d'vne herbe, qui fe
dit, fienta pour vray lefdicts tetins fe tiendront fermes.

Pour faire mammelles dures & petites.

PRenez alum de plume vne
once, lie de vin demie once,
galles non perfées deux drachmes, de la meulure de deux meu-
les frottées l'vne contre l'autre,
terre graffe qui fe trouue aux
puits de chacun vne once, molli-
fiez & détrempez tout enfemble
auec moitié vinaigre & moitié
gros vin, & mettez cela tiede deffus les tetins, & les enuellopez
d'vne coëffe de toile faicte ex-
preffement pour les tenir rondes
dedans, & continués fix ou huict
iours, puis prenez terebentine,

suc de confoulde, & graiffe de
chappon autant de l'vn que de
l'autre, & meflez enfemble, &
mettez cela tiede fur les mammelles, & les enuelopez en la maniere cy deuant dicte, & continuez fix ou huict iours; puis prenez eau de prunelles qui viennent aux buiffons, & eau de menthe meflez enfemble tiedes, & en
lauez lefdictes mammelles, &
pour certain elles deuiendront
tres-fort dures & petites.

Pour affermir les tetins de celles, qui
n'ont plus de laict apres leur
couche.

PRenez deux onces de cire
grenée, vne once de talc
bien puluerifé, deux onces de nature de baleine, autant d'huile
de gland, & autant de graiffe de

cheureau, vne once de fuif de
cerf, deux onces d'huile d'amandes douces , fondez le tout, &
l'incorporez enfemble , puis y
mouillés les ronds pour les tetins, & cecy eft autant pour le
ventre, comme pour les tetins; il
faut tant pour l'vn que pour l'autre, auant que d'appliquer des
toiles , les frotter d'huile de
gland, où l'on pourra mettre, fi
l'on veut, cinq ou fix gouttes
d'huile de talc, puis poudrer les
tetins & le ventre de nature de
baleine.

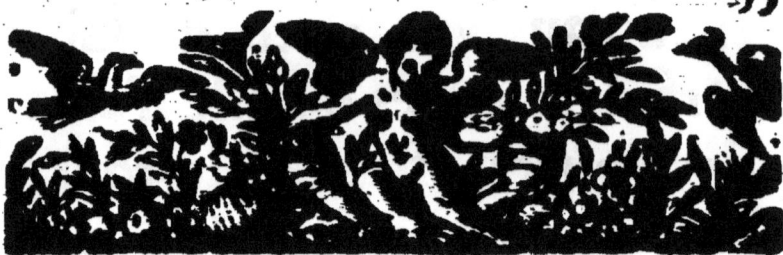

SECTION QVATRIESME.

Des Embelliſſemens.

CHAPITRE I.

Des marques de petite verole.

---

*Pour empeſcher que la petite verole
ne laiſſe des trous ſur le viſage.*

1. Renez huile d'aman-
des douces autant qu'il
vous plaira, qui ſoit ti-
rée ſans feu, auec autant d'eau
d'orge, & les battez fort enſemble, puis lors que la petite verole
commence à deuenir blanche, oignez le viſage de ce liniment
auec vne plume, & ce trois ou

quatre fois le iour, & vous en verrez l'effect, estant asseuré qu'il n'y
demeurera aucun trou, ny mar-
que.

Pour le mesme.

PRenez deux poignées d'orge
mondé, ou autre, que ferez
boüillir & consommer, puis passerez le tout, & l'estreindrez le
plus que vous pourrez, & de cette
decoction en prédrez trois cueillerées , & deux cueillerées d'huile
d'amandes douces, que battrez
fort auec vn petit baston ; &
quand les grains de verole seront
blancs, il faut prendre vne plume & arrouser lesdicts grains de
verole de quart d'heure, ou de
demie heure en demie heure, iusques à ce qu'ils commencent à
seicher,

*Pour oſter les trous de la petite
verolle.*

2. PRenez deux ou trois cens
d'eſcargots, & les mettez
en vn boiſſeau ou autre vaiſſeau,
& le couurez tres-bien, de peur
qu'ils ne ſortent, & mettez parmy
demy boiſſeau de ſon; le lendemain ſur le ſoir lauez les à force,
& les mettez en quelque linge,
& les laiſſez eſgoutter toute la
nuict, puis ayez vne bonne, eſ-
clanche de mouton, & la mettez
en petits morceaux, & meſlez le
tout enſemble, & le faictes diſtiller en la chappelle; la premiere
eau qui en viendra ſera blanche
& ne vaudra rien, mais quand
elle diſtillera claire la faut garder.
Il faut eſtre vingt iours dans la
chambre ſans ſortir, & lors auoir

le viſage couuert d'vn linge
mouillé en ladicte eau, & le
mouiller lors qu'il ſera ſec.

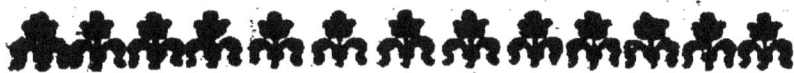

* * *

CHAPITRE II.

Pour embellir le viſage.

---

*Pour faire la face bien blanche, colo-
rée, & belle.*

1. Renez de la racine de
lis blanc, & la raclez
qu'elle ſoit bien nette,
& la mettez en petites
rouelles, puis prenez feuilles de
petites roſes rouges vne poignée,
& mettez bouillir le lys & roſes
dans vn petit pot auec eau de
fleurs de febues en telle quantité
que les choſes trempent, & les

faictes bouillir tant qu'elles
ſoient conſommées.

Pour embellir la face.

PRenez racines de bryoine à
diſcretion, mettez les par
rouelles, & les faictes diſtiller en
alembic, apres prenez coques
d'œufs, faictes les calciner en vn
pot neuf, eſtant calcinées mettez
en vne once auec vne liure de ladicte eau diſtillée, ou bien auec
autant de ius deſdictes racines, ſi
vous ne pouuez diſtiller l'eau adiouſtez y ſuccre candy pulueriſé
gros comme vne auelaine, mettez le tout en vne phiole de verre
bien bouchée pour ſeruir à l'effect
ſuſdict : lorſque voudrez en vſer,
l'auez-en bien au ſoir voſtre viſage en vous couchant ſans vous
eſſuyer, au matin prenez vn mouſ-
choir delié, & le trempant vn peu

en de l'eau claire tiede, lauez-en
doucement voftre vifage; ne crai-
gnez apres l'air, ny le hafle.

Pour blanchir la face, & garder
les rides.

2. PRenez beurre frais en tout
temps, fpecialement en
May, faictes-le diftiller au bain
marie, & vous en lauez foir &
matin, & à toute heure du iour,
laiffant feicher voftre vifage.

Eau tres-finguliere pour toutes taches du
vifage, & pour le tenir blanc
& poly.

3. PRenez vn chappon gras,
plumez-le bien, & en oftez
les entrailles, puis le mettez dans
vn fromage mol faict de laict
de cheure, quatre citrons pelez
& fendus en quatre quartiers, &
vne

vne once & demie de camphre
pulueriſé. Or pour le puluerifer,
il faut mettre trois ou quatre
noyaux d'amandes douces auec,
car autrement il ne ſe pouuoit
ayſément puluerifer, d'autant
qu'il tiendroit au mortier, deux
onces de borax, deux onces de
ceruſe de Veniſe lauée en eau roſe, & le tout eſtant dedans le
chappon le laiſſer enſemble vingt
quatre heures pendu en l'air en
vne chambre, & durant ce temps
ferez auſſi tremper ſix œufs frais
percez par le petit bout dans vne
choppine d'eau de fleurs de febues; puis prenez le chappon, &
ce qui eſt dedans, & le concaſſez
& hachez menu, & le faictes diſtiller auec leſdicts œufs, & l'eau
de fleurs de febues, laiſſant leſdicts œufs en l'alembic tous en-

L

tiers & ſans les caſſer, & faictes
diſtiller au baïn marie, ou ſur cendres; & notez que la premiere
eau, qui viendra, enuiron demy
verre, la faut reietter dans l'alembic, parce qu'elle eſt trop foible
& pleine de phlegme; vous pourrez mettre dans le reply du chap-
piteau le poids de deux eſcus de
bon muſc, affin que l'eau en prenne l'odeur. Pour en vſer faictes
tremper vn linge delié dans ladicte eau, & l'appliquant ſur le
viſage, quand vous irez coucher,
laiſſez l'y toute la nuict, & derechef lauez vous en au matin premier que de ſortir de la chambre.
Il n'y a ſi grande tache, ny rougeur au viſage qu'elle n'oſte en
peu de temps, & ſans qu'elle reuienne.

Pour ofter les taches au vifage, qui
viennent de naiffance telles qu'elles
foient, ou les noirceurs que le fard
a laiffé fur le vifage.

PRenez l'arriere-faix d'vne
femme, qui vient d'accou-
cher, & le mettez tout chaud fur
le vifage à l'endroiſt des taches
ou noirceurs, & l'y laiffez deux
heures en efté & en hyuer quatre : cela ofte pareillement les
rouffeurs, & eft experimenté.

Puis quand vous voudrez leuer l'arriere-faix, prenez vne poignée d'orge, & le mettez boüillir
auec gros comme vn œuf de iar-
ret de veau & le poids de deux efcus de fuccre candy auec la coque
de deux œufs venant de la poulle,
& ce auec eau de riuiere, & ayant
boüilly iufques à la confommation du tiers, laiffez-le refroidir,

& vous en lauez le visage, l'ayant
passé dans vn linge bien net.

---

4. IL faut durant la pleine Lune, prendre quatre douzaines de pieds de mouton cruds, les
ayant décharnez, il les faut casser,
& en tirer la moüelle, & la fondre
dans vne escuelle plomblée auec
deux doigts d'eau de vigne ; puis
estant fonduë, il la faut passer en
vn linge blanc dans vne autre escuelle plombée, & y adiouster le
poids d'vn escu de cire vierge,
puis il faut auec vne spatule de
bois les battre, ayant remis les
cretons dedans, y adioustant peu
à peu de l'eau de vigne iusques à
vne choppine, en battant tousiours iusques a l'espace de six ou

fept heures, puis eſtant faicte en pommade la mettre en vn vaiſſeau propre. Elle ne ſe peut faire l'Eſté, mais ſeulement l'Hyuer, Printemps, & Automne, pour ce qu'en Eſté elle ſe fond; il s'en faut frotter doucement le viſage en s'en allant coucher.

Pour oſter les lentilles du viſage.

PRenez eſturbons, qui viennent aux eſtangs, & faictes en eau diſtillée, & d'icelle auec de l'eau de fleurs de febues frottez-en voſtre viſage.

Pour oſter verruës du viſage.

5. PRenez d'vne herbe dite pes columbinus, tant l'herbe que la racine, & du ius mettés ſur les verruës, & continuez.

Pour oster la rougeur du visage.

6. PRenez de la miette de pain
demy cuict, puis le trem-
pez en vin blanc, tant que ladicte
mie soit toute abbreuuée, & puis
la mettez distiller en vne chapelle, & de cette eau mettez-en sur la
rougeur du visage.

Potion pour vser contre les chaleurs de
foye qui viennent au visage.

PRenez eau de nenuphar, eau
d'ozeille, eau de laictuë, eau
d'endiue, & eau de chicorée, de
chacune demy septier, puis meslés vn quarteron de tamarinds, &
demie liure de casse auec lesdictes
eaux, & faictes fremir le tout sur
le feu, puis le passez, & adioustez
par apres cinq quarterons de sy-

rop de limons, & autant de syrop
violat, & en beuuez à toute heure pour vous raffraichir.

---

*Pour rendre les leures vermeilles &
fort aggreables.*

7. PRenez demie liure d'excellent beurre frais, auec demy septier de bonne eau rose, vne
once d'orcanette que découppe-
rez bien menuë, & la mettrez
auec ledict beurre & eau rose
dans vn poeslon auec vne grappe
de raisin noir, & ferez boüillir le
tout doucement enuiron demy
quart d'heure le remuant fort,
puis le passerez en vn petit linge,
& le laisserez refroidir, affin que
l'eau & le ius du raisin se separent
d'auec le rouge, lequel vous prendrez pour en vser comme d'vne
pommade.

L iiij

Pour faire pommade pour les leures gercées.

PRenez panne de porc de la plus blanche que pourrez trouuer, selon la quantité que voudrez faire de pommade, & en ostés les peaux, puis la découppés, & la faictes tremper vn iour & vne nuict dans eau de riuiere, & changez ladicte eau cinq ou six fois le iour, & l'ayant trempé ledict temps faictes la égoutter, & la mettez par apres dans vn plat bien net, auec autant d'eau rose qu'il en sera besoing, selon la quantité de la panne qu'aurez prise, auec vne pomme de capendu ou deux, de laquelle vous aurez osté le cœur & la peleure, & la découperez bien menu, puis mettrez le tout sur vn rechaut pour le faire bien boüillir, & y mettrez

enuiron fix cloux de gyrophle,
qu'enuelopperez dans vn linge
bien petit, puis ayant fort boüillir, le remuant par fois, vous l'o-
fterez de deffus le feu, afin que la
pommade fe fepare d'auec l'eau,
puis la mettrez bien nettement
dans vn pot plombé, & en vferez.

Pour faire pommade,

PRenez trois onces de cire
blanche grenée, deux onces
de nature de baleine, vne once
de fuif de daim, deux onces
d'huile, deux pieds de mouton,
vne once de borax, vne drachme
de camphre, & quatre grains de
mufc.

Pour faire blanc d'Espagne.

8. PRenez bon fublimé faict
fans orpiment vne liure,
fel commun blanchy par longue
ebuſlition, ou pour le mieux qui
foit calciné trois fois, & puis laué,
quatre onces, fel gemme deux
onces, le tout foit puluerifé à part
& feparement en mortier de marbre, puis tout enfemble & longuement; apres longue tritura-
tion, faudra adiouſter au tout vif
argent naturel beau & lucide cor-
rigé, ou eſteinct auec faliue d'vn
ieune enfant fain, & à ieun, ou
bien auec fuc de limon demie liure, cela faict il faudra le tout
broyer depuis le matin iufques
au foir par l'efpace de quatre
iours & dauantage, eſtant expofé,
s'il eſt poffible, aux chauds rayons

du Soleil. Bref le faudra si laborieusement & curieusement triturer, & broyer dans ledict mortier auec le pilon de bois, iusques à ce que de noir & gris, il deuienne blanc comme de la neige. Cela faict le conuiendra mettre en vne phiole de verre bien forte, auec tant d'eau de bonne fontaine, qu'elle nage vn peu par dessus la matiere ; vingt quatre heures apres faudra changer l'eau, en inclinant de telle sorte ladicte phiole, que la seule eau sorte, & la matiere demeure. Il faudra ainsi faire & lauer ces choses par quatre ou cinq fois, faisant la derniere lotion auec eau de roses blanches, ou auec eau de fraizes. Cette matiere ainsi lauée, vous la tirerez dextrement, ou casserez la phiole, prenant garde de n'y point mefler des petites pieces de la phiole ; vous diuiferez cette matiere en plufieurs parties, pour la mieux feicher aux rayons du Soleil, puis la garderés en vaiffeaux de bois, la gardant d'eftre touchée d'aucun métail ; parquoy la faudra feparer auec vne fpatule de bois.

Pour faire ciment.

PRenez vne liure & demie de poix noire, & autant de poix refine, demie liure de cire, vn quarteron de terebentine commune, vne liure de ciment, faictes le tout fondre, & remuer toufiours, il ne faut mettre le ciment que fur la fin. De Monfieur Petit.

Toiles cirées pour masques.

9. PRenez cire blanche grenée
quatre onces, huile de semences de citrouille vne once,
camphre vne drachme faictes
fondre la cire & l'huile ensemble
à petit feu sur vn rechaux dans
vne vaisselle d'argent, ou d'estein
bien nette, puis vous détrempe-
rez vostre camphre auec vn peu
d'huile de citrouille, & la meslés
auec, trempés la toile, qui sera de
Holande bien deliée, ou baptiste
toute neuue bien seiche, que la
cire soit bien chaude, sans bouillir ny faire escume, puis vostre
toile rafraichie vn peu à l'air vous
la detirerés auant qu'elle soit en-
tierement froide, puis vous la
lisserez auec vne lissoire de verre
sur vne nappe mouillée, deliée, &

blanche, adiouſtant touſiours de l'eau fraiſche en liſſant : Aucuns y adiouſtent vne once de nature de baleine, qu'ils font fondre auec huile. Et pour quelques viſages on y adiouſte vne once de terebentine claire de Veniſe fort lauée en eau de plantain & de roſes, mais elle eſt ſubiecte à iaunir, & ne dure pas.

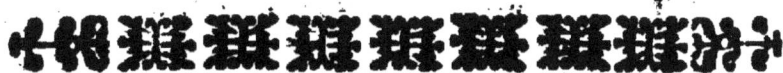

CHAPITRE III.

Embelliſſemens des mains.

Pour blanchir les mains.

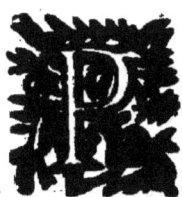

Renez vn fiel de bœuf, demie liure de ſauon mol, & autant de miel, vn pain d'amandes, vne once d'iris en poudre, du tout ſoit faicte paſte, y adiouſtant ſix iaunes d'œufs.

Pour le mesme.

PRenés amandes douces dont
l'huile ayt esté tirée demie liure, farine de ris quatre onces, farine de lupins deux onces, poudre violette vne once, faicte en
poudre.

Pour le mesme.

PRenés pour six deniers de terebentine, & la mettés dans
vn plat d'estain, & la battés auec
de l'eau, tant qu'elle deuienne
blanche, puis iettés l'eau, & prenés du beurre frais pour deux deniers, & trois moyeux d'œufs, &
vn peu de sauon muscat, & de
l'eau rose, puis détrempés tout
ensemble, & le mettés en vn vaisseau bien net, & en frottés vos
mains quand vous voudrés.

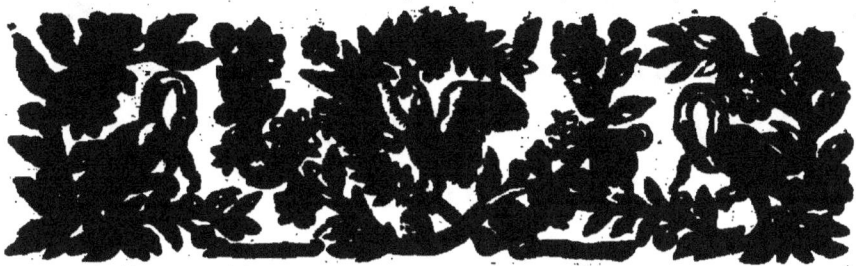

SECTION CINQVIESME.

Contenant diuers remedes.

CHAPITRE I.

Des remedes internes.

Pour faire ptisanne.

1. **P**Renés vne once & demie de moelle de caſſe
tirée auec ſes grains, ſix drachmes
de tamarinds, deux drachmes de
regliſſe, demie drachme de graine de coriandre, faictes bouillir
le tout mediocrement en trois
demy ſeptiers d'eau, pour en boire vne verrée le matin, vne autre
quatre heures apres diſner.

*Autre ptisane , dont on fait user aux
enfans de France , pour les
purger.*

PRenez demie once de reglisse de la meilleure, vne drachme de canelle, mettés les bouillir
dans deux pintes d'eau, & quand
cela aura boüilly demy quart
d'heure , mettés deux drachmes
de sené infuser dedans, l'espace
de vingt quatre heures , & en vsés
à toute heure, soit mangeant, ou
autrement, ayant soif.

Autre ptisane excellente, & laxatiue.

PRenez racine de chiendent,
chardon Roland , dent de
Lion, feuilles de pimprenelle, raisins de Damas, racleure de reglisse, du tout mis à discretion vous
en ferez vne decoction dans vne
pinte, dans laquelle ferez infuser
douze heures durant, deux drach-

M

mes ou trois de sené, & vne
drachme de rheubarbe.

Syrop purgatif magiſtral.

2. PRenez polypode de cheſne,
carthame, de chacun vne
once & demie, racine de chient
dent, aſperge, valeriene, fenouil
de chacun vne once, regliſſe, rai-
ſins de chacun ſix drachmes, iuiubes, ſebeſtes, de chacun quatre pincées, de l'vne & l'autre bugloſſe, ſcabieuſe, tuſſilage, hyſſope des quatre capillaires de
chacun vne poignée, ſemence de
melon, chardon beniſt, herbe du
cotton, althée, ortie, de chacun
trois drachmes, fleurs de camomille, geneſt, violettes, bugloſ-
le de chacun vne pincée, faictes
decoction auec eau miellée dans
deux liures de colature clarifiée,

& macerée à petit feu l'espace de
vingt quatre heures, mettés trois
onces de sené purgé, d'agaric tro-
cisqué six drachmes, de canelle,
& anis de chacun vne drachme,
apres que cela bouille vn petit, &
soit exprimé, & puis soit cuict
auec suffisante quantité de succre,
adioustant sur la fin vne once de
decoction de rheubarbe expri-
mée & macerée dans demie liure de suc de roses pasles, & soit
faict syrop, duquel on en prendra
deux onces pour chaque dose, &
qu'il soit mediocrement cuict.

Ce syrop purge fort doucement, & on en peut vser deux fois
le mois aux nouuelles, & pleines
Lunes, comme on se trouue plus,
ou moins surchargé d'humeurs.

Autre syrop purgatif, pour purger toutes sortes d'humeurs.

PRenez racines d'ache, fenouil, perſil, bruſcus, d'aſperge, de chacun ſix drachmes, feuilles d'endiue, chicorée, ſcariole, laictue, fumeterre, houblon, de chacun vne poignée, orge enuier deux onces, alkekenge, regliſſe, ceterach, adianthe, polytric, ſaluia vita, capillus veneris, & ſcolopendre, de chacun ſix drachmes, du tout faictes decoction, ainſi qu'il ſenſuit; Prenez enuiron trois pintes d'eau meſure de Paris, & la mettés ſur le feu, quand elle ſera tiede, ou vn petit plus, iettés dedans voſtre orge nettoyé de toute pouſſiere, & autres ordures, puis quand elle aura pris quelques bouillons, adiouſtés-y vos racines auparauant bien net-

toyées par dehors de toute terre,
& par dedans de leurs cœurs, laiſ-
ſés les bouillir enſemble, iuſques
à conſomption d'enuiron le tiers
de voſtre eau, puis iettés dedans
voſtre alkekenge , lequel ayant
pris cinq ou ſix bouillons, vous
adiouſterez voſtre houblon, &
puis vos laictues , ſcariole, chicorée, endiue, & fumeterre, & finalement voſtre capillaire ; la decoction ainſi faicte, & conſumée
iuſques à moitié, vous vuiderés,
le tout dans quelque grand baſ-
ſin d'eſtain ; auquel couuert, de
quelque ſeruiette pliée en double, vous laiſſerez infuſer le tout
l'eſpace de trois ou quatre heures,
puis vous le remettrez ſur le feu,
& eſtant vn petit chaud, le coulerés à trauers de ladicte ſeruiette.

Dedans vne partie suffisante
de la couleure susdicte, faictes
bouillir huict onces de feuilles de
sené auec vne poignée d'aneth &
fenouil. La decoction faicte iufques enuiron la moitié, laisserez
infuser, & coulerés, comme a esté
dict, en la decoction cy dessus; &
dedans autre partie qui sera en
petite quantité, vous ferez infuser l'espace de douze heures sur
les cendres chaudes vne once de
fine rheubarbe auec quelque peu
de canelle, ou spic-nard, puis coulerez au trauers d'vne étamine
forte, apres dedans vne partie
aussi, en petite quantité, vne once d'agaric, & en ferez comme de
la susdicte rheubarbe, puis garderez ces deux infusions à part.
Le tout faict comme dessus; Prenez vostre decoction de sené auec

le reste de voftre decoction premiere, & demie liure de fuc de
rofes rouges, & les agités fort
auec trois ou quatre blancs
d'œufs, tant qu'il vous femble
que le tout ne foit que mouffe,
puis iettez dedans deux liures de
fuccre fin, & le mettez fur le feu,
& quand il aura pris vn bouillon
ou deux vous les ofterez, & les
coulerez au trauers d'vne chauffe
à Hyppocras, deux ou trois fois,
tant qu'il foit clair: ce qu'eftant
le remettrez fur le feu, & le ferez
cuire tout à loifir beaucoup plus
fort qu'vn fyrop, ce qu'eftant y
aioufterés vos infufions de reubarbe & d'agaric, puis le laifferez
fur le feu, iufqu'à ce qu'il foit en
confiftence de fyrop parfaicte-
ment cuict, ce que cognoiftrez,
quand en mettant vne petite por-

tion deſſus vne aſſiette d'eſtain, ou quelque autre choſe de froid, elle coullera fort lentement, & maniant entre vos doigts, cela ſera lent & gluant. Eſtant ainſi cuict, vous le laiſſerez refroidir dedans quelque iatte, ou autre vaiſſeau d'eſtain, ou de terre ver-niſſée, puis le reſeruerez dans quelque pot aſſez grand , affin qu'il ne ſoit du tout plein, pour vous en ſeruir, quand vous vou-drez.

L'on en peut prendre vne on-ce, ou vne once & demie, ou plus, auec quelque bouillon, infuſion d'vne once de caſſe, ou autre cho-ſe conuenable.

Decoction purgatiue, & sudorifique.

3. PRenés salse pareille & sené de chacun trois onces, racines de polypode de chesne vne once & demie, chardon benit, & turbith de chacun vne once, hermodactes deux onces, betoyne demie poignée, faictes tout bouillir dans huict, ou dix liures d'eau, auec deux onces de soulphre en poudre l'espace de six heures, sur la fin aioustés y trois demy septiers de bon vin blanc. La prise est d'vn verre, six iours durant, au matin, trois heures auant le repas.

Pour faire une decoction seruante à plu-
sieurs sortes de maladies, principa-
lement pour personnes blessées,
ou qui ont mal dans le corps.

FAut prendre de la beroine, &
sanicle, du gros bugle, & du
petit, du gros plantain & du petit, des grosses marguerites, &
des petites, de la mille-feuille,
dent de lion, du fenouil, de l'armoyse, de la blanche alune, des
violiers de Mars.

Il faut augmenter ou diminuer
de quelque herbe, selon que le
mal est, & que le patient se porte;
s'il y a aposteme, faut y mettre
de la scabieuse, & morsus diabo-
li, & oster la dent de lion, & la
mille feuille, s'il y a grauelle, faut
mettre de la saxifrage.

Pilules pour beaucoup de douleurs, & passions, & dont le frequent usage preserue de syncopes & tremble-mens, & rendent la poi-trine fort saine.

4. PRenez mastic & myrrhe choisie de chacun deux drachmes, sang de dragon en lar-mes vne drachme, musc de leuant demy drachme, aloës succotrin vne once, faictes poudre de tout le meslant bien , & en faictes paste auec ius de l'herbe de ruë, gardez la masse, & quand vous en voudrez prendre, faictes en pilules à la forme d'vn poix, la dose est iusques à sept.

Si vous voulez qu'elles laschent, aioustés-y de l'agaric, & diagrede de chacun vne drachme, dimi-nuez la dose de deux ou quatre.

On les prend au soir quatre ou
cinq heures apres le repas, ou
pour le mieux à minuict apres le
premier somme , ou bien au
matin.

Autres pilules excellentes.

PRenez colocinthe quatre onces , & les mettés en infusion
en vne liure d'eau de vie l'espace
de trois iours, puis pressés fort cela pour en tirer toute la substan-
ce , prenés apres aloës hepatic,
myrrhe choisie & ellebore noir,
de chacun vne once, le tout soit
mis en poudre , laquelle vous
mettrez dans ladicte eau de vie
sur vn feu lent, tant que le tout
soit presque sec, puis adioustés-y
sur ledict feu saffran en poudre,
canelle, & fleur de soulphre de
chacun quatre drachmes, meslés
bien tout ensemble , le laissant

ſeicher ſur ledict feu lent, puis
l'emplaſtrés auec miel blanc, iuſques à ce qu'il ſoit en bonne paſte
que garderez en vaiſſeau de plôb,
& ſe peuuent conſeruer ſix mois:
la doſe eſt d'vne drachme iuſques
à vne drachme & demie. Elles
purgent toutes les vilaines humeurs du corps, meſmement des
extremitez, deſſeichent les vlceres en toutes les parties de la per-
ſonne, reſoluent toutes humeurs
catarrheuſes, & remediét à toutes
fieures. Et qui en vſera fort ſouuent, il ſera fort difficile, qu'il
luy aduienne maladie, elles ſont
bonnes à toutes perſonnes, meſ-
mes aux femmes groſſes.

Autres pilules tres-bonnes pour l'indigestion.

PRenez aloës succotrin demie once, agaric recente-
ment trochisqué vne drachme &
demie, rheubarbe choisie quatre scrupules, menthe seiche, &
absynthe romain de chacun demie drachme, mastic, deux scrupules, auec syrop rosat solutif faictes masse de pilules, de quatre
scrupules, de laquelle soyent faictes six pilules, & en faut prendre
trois vne fois la sepmaine deux
heures deuant manger.

Pilules de Fernier.

PRenez aloës deux drachmes,
myrrhe vne drachme, saf-
fran vn scrupule, faictes pilules
auec syrop de roses pasles tant
qu'il suffise. Et si la pituite domi-
ne dans l'estomach l'on y pour-

roit adiouſter de l'agaric trochiſ-
qué, & s'il y auoit quelque douleur au foye on y peut adiouſter
vne drachme de rheubarbe choi-
ſie.

Poudre digeſtiue, pour en faire
vne liure.

5. PRenez vne drachme de
poudre de diarrhodon Ab-
batis, anis, fenouil, coriandre,
& regliſſe de chacun deux drachmes, poudre de corne de cerf,
& d'yuoire & canelle de chacun
vne drachme, poudre de poulmon de renard, deux drachmes,
vne liure de ſucre de Madere.

Eau celeste, laquelle a toutes les vertus,
& proprietez suiuantes.

SI on s'en frotte les yeux, le
derriere de la teste, & la nu-
que du col, cela rend la personne
prompte & bien habile, pour ap-
prendre, & bien retenir, d'autant
qu'elle fortifie la memoire, les
esprits, & la veuë.

Qui en met dans les narines,
elle purifie le cerueau de toutes
superfluitez & humeurs froides,
& catarrheuses.

Qui en boit demie cueillerée
à ieun elle garde d'auoir faim
vingt quatre heures.

Quiconque en prendra toutes
les sepmaines vne cueillerée, elle
le tiendra en sa force, vertu, &
beauté, & le gardera de vieillir, &
le tiendra fort frais, & gaillard.

Elle

Elle faict longue haleine, &
douce, car elle adoucit les orga-
nes du poulmon, & s'il estoit
gasté, ou empesché, le guarit.

On en peut bailler à vn ladre,
car elle luy restaurera, & r'habil-
lera son foye, si bien qu'apres il
semblera auoir recouuré sa couleur, & qu'il soit du tout guary.

Cette eau passe en vertu toutes
les theriaques, & compositiós de
ce monde, car qui en toucheroit
seulement vn crapault, ou autre
beste venimeuse ii en mourroit.

C'est la perle & mere de tous
les restaurans, car si vne personne tire à la fin, & qu'il boiue vn
peu de cette eau, elle luy prolon-
ge la vie, & s'il a perdu la parole,
elle le fera parler.

Elle rompt la pierre en la ves-
cie, la fait fondre en sable, & oste

N

toute ardeur d'vrine.

Guerit les ethiques, & hydro-
piques.

Empesche d'auoir les gouttes.

Il n'y a au monde tel remede
contre la peste.

Nettoye le corps de toutes
mauuaises humeurs.

Fait faire bonne digestion.

Guarit toutes fiebures, & flux
de ventre.

Garde de tomber en epilepsie.

Guarit en vingt quatre heures,
toutes playes nouuelles, pourueu
qu'elles ne soient mortelles.

Qui en frotte les deux gen-
ciues les rend fermes & blanches.

C'est vn contrepoison preser-
uant le cœur, & chassant tout venin du corps.

Guarit le Noli me taugere.

Ayde aux femmes, qui ne peuuent concepuoir.

Eft fort bonne pour l'œil, que l'on tient pour perdu, & dont on n'a plus d'efperance.

Faut prendre canelle fine, gyrophle, noix mufcade, gingembre, encens blanc, galange, efcorce d'orenge, chamepytis, macis, pulegium, poiure long, efcorces de citron, cubebes, capillus veneris, bois d'aloës, calamus odoratus, femence d'ozeille, maftic, rheubarbe, zedoaria, amandes douces, racines de dictainne, pentaphyllon, & febeftes de chacune deux onces, femences de genieure, fleurs de rofmarin, mariolaine, menthe, ftœches, poiure rond, fpicnard, cardamome, endiue, aloës hepatic, ambre fin, figues feiches, racines de

tormentille , graine de laurier,
matricaire, racines & fleurs de
basilic, semences & fleurs d'es-
pargoutte, dattes , hermodactes,
semences d'ache , fleurs de sauge,
amandes ameres, moüelle d'hieble , semences de fenoüil , anis,
& noyaux de pin , de chacun vne
once, racines de gentiane, semence de menthe romaine, racines de
bryoine , miel blanc , semence
d'aluyne, fleurs de sureau, roses
rouges, scabieuse , aigremoine,
& encores fleurs de rosmarin , fumeterre, pissenlict, ou dens leo-
nis , roses blanches, thym, cen-
taurée petit , pimprenelle , eu-
phrase & cyclamen, de chacun
deux poignées; puluerisés ce qui
s'en peut pulueriser, & meslés
auec lesdictes poudres quatre liures de succre fin en poudre, &

deux liures de miel blanc; Prenez
vn grand alembic de verre d'vn
pied & demy de haut, au moins,
mettés toutes lesdictes matieres
dedans, & apres deſſus icelles de
la meilleure eau-de-vie, que pourrez trouuer tant qu'elle les ſur-
monte de trois, ou quatre doigts,
cela s'entend, leſdictes matieres
pilées, & concaſſées groſſierement: puis étouppez , & lutés
bien ledict alembic ainſi plein, &
le mettés en fiente de Cheual en
façon que le tout ſe digere. là durant quinze iours.

Eau de canelle.

PRenez deux onces de canelle
fine concaſſée groſſierement,
& la mettés tremper dans vne
choppine d'eau roſe, & laiſſez cela infuſer l'eſpace de vingt quatre
heures ſur les cendres chaudes

dans l'alembic, puis le diſtillez au bain marie au ſable, ou cendres.

Eau clairette.

PRenez deux onces de canelle en poudre, deux onces de ſuccre fin, quatre onces d'eau de vie, huict onces d'eau roſe : il faut faire fondre le ſuccre auec l'eau roſe dans vne bouteille à part, d'autre coſté il faut mettre la canelle auec l'eau de vie dans vne autre bouteille, & laiſſer leſdictes deux bouteilles l'eſpace de deux fois vingt quatre heures, durant leſquelles l'on remuëra par fois ce qui eſt contenu en icelles, puis faut mettre le tout dans l'vne deſdictes bouteilles, & l'y laiſſer l'eſpace de vingt quatre heures, & le paſſer par la chauſſe d'Hippocras, & le bien clarifier, puis bien boucher la bouteille, & d'icelle

eau en prendre tous les matins
la quantité d'vne cueillerée vne
heure auant desjeuner.

Autre eau clairette.

PRenez choppine de bonne
eau de vie, & autant d'eau rose, vne once de canelle fine concaſſée, que mettrez tremper en
ladicte eau de vie deux ou trois
heures, puis mettez l'eau roſe, &
dix onces de ſuccre fin, apres faut
paſſer le tout par vne chauſſe à
Hippocras pour en vſer.

Autre eau clairette.

PRenez vn verre d'eau de vie,
& autant de vin blanc, auec
demie once de canelle fine concaſſée, & la laiſſez tremper deux
fois vingt quatre heures, & la
remuez deux fois le iour, puis
quand elle ſera repoſée. il y faut
mettre le gros d'vne noix de ſuc-

, N iiij

cre fin, puis la couler pour en
prédre deux cueillerées le matin.

Eau pour les arquebuzades.

PRenez d'vne herbe appellée
prunella seichée à l'ombre, &
puluerisée.

Pour faire l'hydromel.

7. IL faut prendre du miel de
Narbonne du meilleur vne
liure auec quatre pintes d'eau, &
les faire bouillir, & escumer tant
que l'escume soit toute blanche,
& sans ordure aucune, & pour le
rendre plus purifié l'on y peut
mettre des blancs d'œufs & coquilles pour le clarifier, soit dés le
commencement, soit sur la fin:
l'on doit mettre sur cinq liures de
miel vne liure de ius de coings
qui est la sixiesme partie, & s'il se
bout trop, & ne se clarifie, ou es-

cume assez à coup, l'on y peut remettre de l'eau à discretion pour le clarifier plus à loisir : il faut lier vn œuf auec du fil, de sorte que l'on le iette dedans, il ira au fonds, & quand il est cuict il se cognoist, quand il reuient au dessus ; il se faict vers la Pentecoste, & se garde dans de grosses bouteilles de terre au Soleil tout l'esté, estant les bouteilles à trois doigts moins que pleines, & couuertes de parchemin, de peur des mouches.

Or le moyen pour faire que l'hydromel ayt le goust de vin muscat ; il faut en la saison faire amasser de la fleur de vigne, de la fleur de sureau, & de la fleur de toute bonne, autant d'vne que d'autre & les y mettre.

Pour faire de bon hydromel, à douze liures d'excellent miel, il

faut fix pintes d'eau , & le faire
bouillir en le bien efcumant, tant
qu'il y ait diminution du tiers :
puis le mettre dans vn baril, ou
bouteille fans boucher afin qu'il
efcume, & l'y laiffer l'efpace de fix
fepmaines.

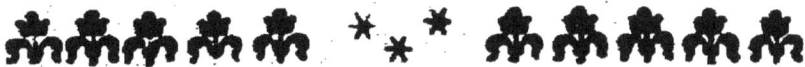

✿✿✿✿✿ *∗* ✿✿✿✿✿

CHAPITRE II.

Des Remedes Externes.

Toile gaultier.

1. **P**Renez demie liure d'huile d'oliue, vn quarteron
de cire neuue, & autât de litharge
d'or ; qui fera fubtilement puluerifée & lauée, puis faictes le tout
cuire à petit feu, afin de nourrir la
litharge , & l'empefcher de bruf-

ler, il faut que la mixtion du tout deuienne noire, puis y plonger le linge, & le liſſer en iettant de l'eau deſſus.

Emplaſtre diuin.

2. PRenés galbanum vne once deux drachmes, ammoniac trois onces deux drachmes, opoponax vne once, cire neufue vingt onces, huile d'oliue vne liure & demie, litharge d'or vne liure vne once, oliban deux onces, myrrhe vne once deux drachmes, encens vne once vne drachme, verd de gris vne once, ariſtoloche longue vne once, maſtic vne once, bdellium deux onces, aymant de leuant deux onces.

Pour le bien preparer.

PRenez le galbanum, l'am-moniac, & l'opoponax, &

les mettés par menuës pieces
dans vn pot de terre neuf auec
deux pintes de fort vinaigre, qui
ne sera point mixtioné, vous les
laisserez tremper iusques à ce que
les gommes soient fonduës, puis
vous les passerez dans vne esta-
mine, & espraindrez assez fort,
puis ferez le tout bouillir, iusques
à ce que le tout soit consommé
aux deux tiers ; puis prendrez la
litharge, & vne partie de l'huile,
que ferez cuire à petit feu, dans
vn autre poeslon, puis prendrez la
cire, que ferez fondre & la mettrés auec le premier poeslon, puis
mettrez le tout ensemble, &
quand le tout aura boüilly deux
ou trois bouillons ; il faudra mettre les autres drogues peu à peu,
fil à fil remuant tousiours auec
vne spatule de bois, il faut que les

dernieres drogues foient fubtilement puluerifées, & quand vous
verrez, que l'emplaftre fera bien
noire, il faut tirer le baffin, & remuer toufiours iufques à ce que
le tout foit froid, puis le manier
vn petit, & en faire des rouleaux
de quelle groffeur l'on voudra,
puis le mettre fur du cuir, quand
on en voudra vfer.

Vnguent pour guarir vieux vlceres, &
toutes fortes de playes vieilles
& nouuelles.

3. PRenez au mois de May de
la betoine, pimprenelle, &
aigremoyne, & s'il ne fe peut
trouuer de pimprenelle, prenés
au lieu du mourron qui a la fleur
rouge, & de toutes ces herbes,
il en faut de chacune vne poignée, qu'il faut bien lauer, &

efpreindre & puis les broyer toutes enfemble dans vn mortier,
puis les mettés dans vn grand pot
de terre tout neuf, que rempli-
rés de bon vin blanc. Il en faut
trois pintes, ayant bien couuert
le pot, il le faut faire boüillir iufques à la confommation de la
moitié iuftement. Puis l'ofter du
feu, & le laiffer repofer iufques
au lendemain, puis ayez vne once de maftic en poudre auec huict
onces de cire vierge, vne liure de
poix blanche, que ferez fondre
feule, & eftant paffé par vn linge
neuf, puis prenez la decoction
des herbes que mettrez chauffer
fur le feu, & quand elle commencera à boüillir, il y faut mettre la
cire & la poix rompue par petits
morceaux, & remuez toufiours
tant que la cire & la poix foient

fondues, & mettre le maſtic, & le
remuer la longueur d'vn miſere-
re dict tout au long & l'oſterez de
deſſus le feu tout bouillant, &
l'ayant poſé en terre y mettrez
vne liure de terebentine , & re-
muerez tant qu'il ſoit froid, puis
en ferez des magdaleons, qu'enuelopperez dás du canepin. C'eſt
l'vnguent duquel M. B. a guary
Monſieur de ſainct Seuerin.

Vnguent.

PRenez mauues, guimauues,
petum, chelidoine, ſureau,
violiers de Mars , plaintain, iou-
barbe, oignons, à voſtre diſcretion , faictes le tout bouillir iuſques à conſomption de moitié
dans vne liure d'huile commune,
en y adiouſtant cire , & reſine,
auſſi ce que voudrez , puis coulez
la decoction, dans laquelle met-

trez vn peu de verd de gris fubtilement reduict en poudre.

Baume verd guariſſant gouttes, playes, couppeures, & coups orbes.

4. PRenez huile d'oliue vne liure, oliban, maſtic, reſine,
le tout en poudre, & terebentine
de Veniſe de chacun vne once,
galbanum couppé menu comme
bled de froment, & verd de gris
en poudre de chacun demie once:
autres mettent vne once de chacun des deux derniers; faut mettre toutes les drogues, excepté le
verd de gris, tremper vingt quatre heures auec l'huile d'oliue
dans vne chaudiere bien couuerte, apres la mettrez ſur vn trip-
pier, & mouuerez touſiours à
petit feu tant que voyez que cela
fume aſſés, puis l'oſterez, & y
mettrez

mettrez le verd de gris, & le mouuerez fort, & le remettrez fur le
feu en remuant toufiours, & laifferez paffer fon efcume, & gardez
qu'il ne noirciffe & brufle, ce que
vous iugerez en prenant fouuent
vn peu auec vne cuillier de bois
pour veoir s'il ne change point
de couleur, puis le coulerez tout
chaud par vn linge, ou eftami-
ne, & le prefferez fort auec deux
baftons, & pour le bien confer-
uer vous le mettrez dans vn fla-
con d'eftain, ou autre vaiffeau de
terre.

Baume Blanc.

PRenez poix refine graffe fix
onces, terebentine de Veni-
fe quatre onces, huile d'afpic
demie once, cire neuue vne once,
camphre en poudre trois drachmes, des remets de mouton vne

9

once, oing de pourceau & huile d'oliue de chacun quatre onces, ache & morelle de chacun
vne poignée, plátain & plantain
long dict lancelée de chacun demie poignée.

Prenez voſtre poix reſine, remets de mouton , cire neuue à
petits morceaux, oing de porc ; &
les faictes fondre, & puis paſſer
dedans vn linge blanc : ayant paſ-
ſé ſon eſcume , ſans le mettre ſur
le feu, prenez voſtre terebentine,
& la meſlez fort tant qu'elle ſoit
bien incorporée , puis le camphre, en le meſlant fort, apres
prendrez le quart de voſtre huile
d'oliue, & la meſlerez fort dans
leſdictes drogues, puis l'huile
d'aſpic, & la meſlez fort ; mettés
apres voſtre vnguent ſur vne pel-
lee, ou deux de braiſe, en le meſ-

lant tousiours, & ne le laissez tant
seulement, que l'on y puisse endurer le doigt, l'ostant mettrez le
reste de l'huile d'oliue en le battant fort, tant qu'il soit espois;
puis ferez piler les quatre herbes,
& les ferez passer dans vn linge, &
en pilant mettez le ius dedans en
bien battant, puis auec vne cueillier de bois le ferez battre demie
heure.

Baume du Credencier, pour les reins
& flancs.

PRenez quinze liures d'huile,
deux litrons de sel, deux
pintes de vin blanc, que le sel
soit fondu dans le vin blanc premier que mettre l'huile, vne liure
de ius de sauge, autant de ius de
rüe, vne liure d'herbe à la royne,
vne liure d'absynthe, vn boisseau
de vers de terre qu'il faut mettre

boüillir dans l'huile , & les ius
d'herbes l'efpace de trois heures,
puis les preffer dans des preffes,
fang de dragon , myrrhe fine,
gomme ammoniac, opoponax,
galbanum , gomme elemi , bdellium , racamahaca, maftic , cafto-
reum , farcocole , cire d'Efpagne
de la plus fine de chacun quatre
onces : celles , qui fe pourront piler , il le faut faire , & couper les
autres bien deliées , & auparauant que de mettre les gommes
faites boüillir le refte trois heures, la farcocole , cire d'Efpagne,
& maftic , il faut mettre deux
heures apres le ius des herbes , &
le refte comme i'ay di&. De M.
la M. D.

Eau pour l'eſtomach dudit Credencier.

PRenez anis verd vne liure, racine d'angelique d'Allema-
gne, & canelle fine de chacū quatre onces, roſmarin ſeché à l'ōbre
trois onces, les faut infuſer dans
ſept pintes de vin blanc quatre
heures, puis les diſtiller, & en faut
prendre vn mois durant, trois
cueillerées le iour, vne le matin,
l'autre vne heure apres diſner,
l'autre en ſe couchant, & frotter
du ſuſdict baume la plante des
pieds, les reins, & les flancs.

Demy baing.

5. PRenez racines de ſouchet,
noix de cyprés, eſcorces de
pommes de pin, pſyllium, balauſtes, eſcorce de citron de chacun demie liure, tan vne liure,
feuilles de ſauge, abſynthe, roſes

rouges, de chacun deux ou trois poignées, hermodactes vne poignée, faictes en vn bon sachet, & le faictes bouillir en eau, y adioustant deux ou trois pintes de gros vin noir, & vne once d'alun, vous ferez par plusieurs fois ceste decoction pour faire demy baing.

Pour faire pastilles.

6. PRenez cloux de gyrophle, poudre d'escorce d'orange, & de citron, oliban fin, benioin, & styrax, eau de bonne senteur, musc, & ambre gris, charbon de faux, lesquelles choses vous incorporerez ensemble, & en ferez pastilles.

Pour diffoudre corail.

7. IL faut prendre de l'efpine vinette, & la piler pour en tirer le ius, & mettre tremper dedans le corail que voudrez diffoudre.

Pour deteindre toutes couleurs de laine, les vnes pour faire beftes fauuages, les autres des vifages, les autres des arbres.

8. PRenez de chacune couleur des quatre, & les noüés enfemble, & les mettez dans vn pot net auec de l'eau & de la fuye, & les faictes bien bouillir là dedans, puis les lauez en eau claire, & les faictes feicher, & elles fe changeront felon leurs couleurs.

Pour oster les punaises.

9. PRenez du sauon noir, & du sauon commun autant de l'vn que de l'autre, & les pilez bien, & prenez autant de vif argent, & meslez le tout ensemble, & en faictes vnguent, duquel frotterez le lieu, où se mettent les punaises.

Pour le mesme.

PRenez graisse de rosty la plus vieille que pourrez trouuer, & la mettez fondre, & en frottez les lieux, où se mettent les punaises.

FIN.

TABLE DES CHAPITRES

& Articles contenus en ce Recueil de Secrets.

Section Premiere.

Maladies Internes.

Chap. I.

Maladies de la Teste. pag. 1.

Chap. III.

Des Playes.

Section Troisiesme.

Maladies des Femmes.

Chap. I.

Maladies qui arriuent deuant la Grossesse. 111

Chap. IV.

Section Quatrieſme.

Embelliſſemens.

Chap. I.

Chap. II.

Embellissemens du Visage. 158

Chap. III.

Embellissemens des Mains. 174

Section

Section Cinquiesme.

Contenant diuers Remedes.

Chap. I.

Chap. II.

P

Fin de la Table.

Fautes furuenues en l'impreſſion.

Pag. 2. lig. 15. il , liſez ex.
p 5. lig derniere liſez *l'hydrophobie.*
p. 6. lig. 20. aluyne de chacun demie once , liſez *aluyne demie once.*
p. 7. lig. 9 deſtiné , liſez *diſtillé.*
p. 19. lig. 2. aux heurtez , liſez *on heurtez.*
p 25. lig. 6. qui , liſez *que.*
p. 36. lig. 14. liſez *concourdes.*
p. 70. lig. derniere , liſez d'*Aſtres.*
p. 92. lig. 6. vernis , liſez *vers.*
p. 94. lig. 18. liſez *dartre.*
p. 95. lig. 1. liſez . . . *se.*
p. 96. lig. 7. liſez *un petit emplaſtre tout chaud.*
p. 101. lig. 11. liſez *diachalcitees.*
p. 112. lig 8 liſez *faunier , dictainne de Crete.*
p 114. lig 15 liſez *balauſtes.*
p 115. lig. 1. apres *ſix drachmes* , adiouſtez *poix noire deux onces , terebenthine ſix drachmes* , ſoit &c.
p. 150 lig. derniere , liſez *pois.*
p. 185. lig. 7. liſez *hermedactes.*
p. 186. lig 11 liſez *aluyne.* lig. 13. liſez *la dens.*
p. 187 lig. 4. liſez *rend.*
p. 191. lig. 3. adiouſtez en marge vn 6. deuant *ſi en* &c.

Les autres ſont ſi legeres , & en ſi petit nombre, que le Lecteur les pourra facilement corriger.

www.ingramcontent.com/pod-product-compliance
Lightning Source LLC
Chambersburg PA
CBHW071652200326
41519CB00012BA/2495